ES IST NIE ZU SPÄT

FÜR EINEN
GESUNDEN
RÜCKEN

DIETER DORN

ES IST NIE ZU SPÄT

FÜR EINEN GESUNDEN RÜCKEN

Die Haltungsschule
der METHODE DORN

INTEGRAL

Unter Mitarbeit von Juliane Molitor

Verlagsgruppe Random House FSC-DEU-0100
Das für dieses Buch verwendete
FSC-zertifizierte Papier *Munken Premium*
liefert Arctic Paper Mochenwangen GmbH.

Das vorliegende Buch ist sorgfältig erarbeitet worden. Dennoch erfolgen alle Angaben ohne Gewähr. Weder Autor noch Verlag können für eventuelle Nachteile oder Schäden, die aus den im Buch gemachten praktischen Hinweisen resultieren, eine Haftung übernehmen.

Integral Verlag
Integral ist ein Verlag der Verlagsgruppe Random House GmbH

ISBN 978-3-7787-9213-1

Zweite Auflage 2010
© 2009 by Integral Verlag, München,
in der Verlagsgruppe Random House GmbH
Alle Rechte sind vorbehalten. Printed in Germany.
Illustrationen auf den Seiten 69, 73, 121, 126, 130, 132, 135:
Jan Hoffmann, Neuried
Zeichnungen: Reinert & Partner, München – Doris Detre
Einbandgestaltung: Reinert & Partner, München
Layout und Herstellung: Ursula Maenner
Gesetzt bei Leingärtner, Nabburg
Druck und Bindung: GGP Media GmbH, Pößneck

INHALT

Vorwort 9

DIE METHODE DORN 13

Geschichte und Wurzeln 13

Was ist die Methode Dorn – und was nicht? 26

Rückenschmerzen als Warnsignal 29

Wie innen so außen 33

WAS UNS AUFRECHT HÄLT 37

Die Wirbelsäule – Knochen, Muskeln
und Bänder 37

Die Bandscheiben 42

Das Bindegewebe 43

Reine Nervensache? 46

Die Wirbelsäule aus Sicht traditioneller
Medizinsysteme 54

AUF DEM WEG ZUR LEICHTIGKEIT DES SEINS . . 65

Zwei Lebensgeschichten mit offenem Ende 68

Spüren, was man tut 76

DORN-BEHANDLUNG UND SELBSTHILFEÜBUNGEN ... 83

Das Fundament muss stimmen ... 84

Wenn das Becken schief steht ... 92

Mögliche Fehlstellungen der Wirbel ... 95

Die Lendenwirbelsäule ... 97

Die untere Brustwirbelsäule ... 98

Die obere Brustwirbelsäule ... 100

Die Halswirbelsäule ... 101

Schultergürtel, Arme und Hände ... 103

DIE BEHANDLUNG »SCHWIERIGER FÄLLE« ... 109

Hartnäckige Wirbelblockaden ... 110

Skoliosen ... 111

Rundrücken ... 113

Schiefhals ... 115

DER KÖRPER ALS SPEICHER DER GEFÜHLE UND ERINNERUNGEN ... 117

Muskelpanzer und Gefühle ... 119

Angst ... 120

Wut ... 125

Trauer ... 129

Sorge ... 131

Freude ... 134

Vom rechten Umgang mit Gefühlen ... 136

DIE FÜNF WICHTIGSTEN ENERGIEQUELLEN ... 139

1. Meditation/Achtsamkeit ... 141
2. Atmung ... 145
3. Bewegung ... 150
4. Ernährung ... 154
5. Entspannung des Körpers ... 156

AUF DEM WEG ZU EINER BESSEREN HALTUNG ... 159

Körperbild und Vorstellungsbilder ... 160

Übungen zur Körperwahrnehmung ... 161

Heute bin ich mal ... – Das Spiel mit Bewegungen
und Körperhaltungen ... 168

Kann ich über mich selbst lachen? –
Das Spiel mit der eigenen Wichtigkeit ... 170

Rutsch mir den Buckel runter ... 171

Vergeben und Vergessen ... 172

Da lache ich doch ... 174

Literatur ... 175
Adressen ... 176

Vorwort

Man kann es gar nicht oft genug wiederholen: Der Erfolg einer Dorn-Behandlung (und wahrscheinlich auch jeder anderen Behandlung) ist maßgeblich davon abhängig, ob der Patient bereit ist, selbst Verantwortung für seine Gesundheit zu übernehmen. Dass jemand unmittelbar nach einer Behandlung das Gefühl hat, »ein völlig neuer Mensch« zu sein, ist zwar schön und ein Zeichen für die Qualität der Behandlung, aber leider keine Garantie dafür, dass sich die gleichen oder andere Beschwerden nicht früher oder später wieder melden. Letztlich ist es nämlich unsere Haltung, die uns krank macht – die Körperhaltung, aber vor allem die Haltung zum Leben, die sich darin zum Ausdruck bringt.

Das war schon Thema meines letzten Buches *Die ganzheitliche Methode Dorn* und genau genommen ist es das Wichtigste, was ich zu sagen habe: die Essenz meiner Methode.

»Ja, aber …«, sagen Sie jetzt wahrscheinlich, und »Ja, aber …«, sagen eigentlich alle, denn das mit der Haltung zum Leben ist eine ganz schwierige Sache. Die kann man ja eigentlich nicht ändern. Oder doch?

Manchmal sorgt das Leben selbst dafür, dass wir unsere Haltung ihm gegenüber ändern. Krankheiten, Unfälle und sogenannte Schicksalsschläge zwingen uns dann, die Perspektive zu wechseln. Aber darum soll es in diesem Buch gar nicht gehen. Dies ist kein Ratgeber für Krisenzeiten. Es ist überhaupt kein Ratgeber. Ich bin nämlich der Ansicht, dass man Menschen letztlich überhaupt nichts beibringen kann. Man kann sie höchstens dazu bringen, so viel Interesse für sich aufzubringen, dass sie sich irgendwann selbst erkennen. In unserem Zusammenhang bedeutet Selbsterkenntnis vor allem Erkenntnis in die eigenen körperlichen Fehlhaltungen. Und wenn Sie erst einmal begonnen haben, Ihren Körper bewusst wahrzunehmen, werden Sie merken, dass Sie noch ganz andere Einsichten gewinnen …

Dies ist ein Buch für Laien, genau wie *Die ganzheitliche Methode Dorn* in erster Linie ein Buch für Laien ist. Als ich zu jenem Buch viele Rückmeldungen von Ärzten bekommen habe, war ich sehr erstaunt. An diesen Rückmeldungen habe ich aber auch gemerkt, dass Erklärungen, wie Dinge möglicherweise funktionieren, für manche Leser sehr hilfreich sind. Daher enthält auch dieses Buch ein paar Erklärungsversuche. Und ich bitte darum, sie auch als solche zu verstehen. Ich weiß nicht, *warum* meine Methode funktioniert, aber ich und viele, viele andere haben die Erfahrung gemacht, *dass* sie funktioniert – und zwar in jedem Alter. Es spielt für den Erfolg der Behandlung keine Rolle, wie lange ein Schaden schon besteht. Wichtiger ist, dass Sie als Patient nach der Behandlung nicht wieder in die alten, schädlichen Haltungs- und Bewegungsmuster zurückfallen.

Allgemeingültige Rezepte zur Vermeidung »falscher« und zum Erlernen »richtiger« Bewegungsmuster gibt es meiner Meinung nach nicht. Daher kann in einer »Haltungsschule« nur vermittelt werden, was auch in jeder anderen guten Schule vermittelt werden sollte: Freude am Lernen und echtes Interesse an allem, was uns das Leben lehren kann. Eine solche Schule kann man in jedem Alter besuchen. Es kann sogar sein, dass man hier umso mehr dazulernt, je mehr Lebenserfahrung man schon mitbringt.

Ich danke den Menschen, die zur Entstehung dieses Buch beigetragen haben: Dr. Juliane Molitor für die Recherchen und die Unterstützung beim Schreiben, Jan Hoffmann für seine erhellenden Karikaturen und nicht zuletzt allen Mitarbeitern des Integral Verlags.

Lautrach im April 2009

Dieter Dorn

DIE METHODE DORN

Geschichte und Wurzeln

Die neuere Geschichte der Methode Dorn, also der Teil der Geschichte, der mit meiner Person in Verbindung gebracht wird, ist weitgehend bekannt und wurde schon in vielen Büchern, Zeitschriftenartikeln und selbst im Internet ausführlich dargestellt. Daher sei sie hier nur ganz kurz wiederholt:
Meine Familie bewirtschaftet ein Sägewerk und einen kleinen Bauernhof im Allgäu. Eines Tages im Jahr 1973 – damals war ich 35 Jahre alt – holte ich mir bei der Arbeit im Sägewerk einen ganz bösen Hexenschuss mit den üblichen Symptomen. Es fühlte sich an, als sei im unteren Rücken etwas gerissen. Ich konnte mich nicht mehr aufrichten und nur noch unter größten Schmerzen – Millimeter für Millimeter – fortbewegen. Der Gedanke, mit »so etwas« zum Arzt zu gehen, kam mir gar nicht. Ich wollte eigentlich nur eins: mich möglichst schnell wieder normal bewegen und weiterarbeiten können. Also ließ ich mich zum Müller Josef bringen, dem Schloss-Bauern in unserem Ort. Der hatte zwar keine medizinische Vorbildung, aber wenn es die Leute im Kreuz hatten und nicht mehr gerade gehen konnten, gingen

sie zu ihm und wurden geheilt.»Krumm kommen die Leute rein, und gerade gehen sie wieder raus.« Das war der Spruch, mit dem der Müller Josef jeden begrüßte, der zu ihm kam. Und was hat er gemacht? Ich musste mich leicht gebeugt vor einen Tisch stellen, mit den Händen abstützen und mit einem Bein vor und zurück schwingen, während er mir mit dem Daumen ins Kreuz drückte – schon war der Schmerz weg. Es war eine Sache von wenigen Minuten.

Natürlich war ich beeindruckt, aber als ich ihn fragte, ob man das lernen könne, sagte er nur:»Du brauchst das nicht zu lernen, du kannst es.« Immerhin erfuhr ich noch, dass er diese Griffe einer alten Bäuerin abgeschaut hatte, einer einfachen Frau, die immer in seine Stallungen gekommen war, um das Vieh zu behandeln und die ab und zu auch einen Knecht oder eine Magd mitbehandelt hatte. Diese Frau hatte ich nicht mehr kennengelernt. Ich kannte nur den Müller Josef, und zwar schon seit meiner Kindheit. Aber was heißt schon »kennen«? Eigentlich wusste ich über ihn nur, dass er hin und wieder Leute aus dem Dorf behandelte, vielleicht einen oder zwei Menschen im Monat, und dass sich viele über ihn lustig machten, vor allem die Jungen und Gesunden.

Jetzt, nach meiner eigenen »wunderbaren Heilung« bewunderte ich ihn und wollte mehr über seine Methode erfahren. Doch leider war der Müller Josef damals schon schwer krank. Vier Wochen später lag er im Koma, und acht Wochen später war er tot. Ich musste mir »meine« Methode also selbst erarbeiten – mehr durch Probieren als durch Studieren.

Meine ersten »Patienten« waren meine Frau, die seit langer Zeit unter Kopfschmerzen litt, und eine Nachbarin, die ebenfalls schon lange Probleme mit dem Hüftgelenk hatte.

Nachdem deren Beschwerden verschwunden waren und auch nicht wiederkamen, behandelte ich immer mehr Menschen, die irgendwelche Probleme mit der Wirbelsäule und/oder den Gelenken hatten, und ging dabei eher intuitiv vor als wissend. Ich hatte kein Behandlungsrezept und ein Erfolgsrezept schon gar nicht – aber erfolgreich war ich offenbar doch, denn wenn es die Leute jetzt »im Kreuz« hatten, kamen sie zu mir, wie sie früher zum Müller Josef gekommen waren. Ob sich die Jungen und Gesunden hinter meinem Rücken auch über mich lustig machten, weiß ich nicht. Und wenn, hätte es mich nicht gestört.

Jedenfalls sprach sich bald in der Gegend herum, dass man »zum Dorn gehen muss, wenn man's im Kreuz hat oder in den Gelenken«. Und irgendwann hörte auch ein studierter Experte für solche Probleme davon: Dr. med. Thomas Hansen, früher niedergelassener Chirurg und Orthopäde in Bremen, der mittlerweile in Markt Rettenbach, zwischen Memmingen und Kaufbeuren, ein Haus für Gesundheit eröffnet hatte. Er kam 1985 zum ersten Mal zu mir, ließ sich behandeln und war, wie er selbst sagte, »beeindruckt« und später sogar »mehr und mehr überzeugt« von meiner Methode – so sehr, dass er mich einlud, Seminare im Haus der Gesundheit zu halten, aber bitte »mit Fundament«. Also versorgte er mich mit medizinischer Literatur. Erst jetzt erkannte ich, was für ein Laie ich war. Und trotzdem hatte meine Methode funktioniert!

Mittlerweile habe ich noch mehr Bücher gelesen und sogar welche geschrieben und mitgeschrieben. Ich habe mir viel Theorie angeeignet, habe Anatomieatlanten studiert, mich über Meridianverläufe informiert und viele, viele Diskussionen darüber geführt, wie man die Dorn-Methode noch besser machen könne. Das alles hatte natürlich Folgen, und das ist auch gut so, denn eine Methode, die sich aus dem Probieren und aus der Erfahrung heraus entwickelt hat, kann und darf nicht irgendwo stehen bleiben, sondern muss sich ständig weiterentwickeln.

Ich selbst habe diese Methode nicht erfunden, sondern nur weiterentwickelt, aber vor allem habe ich und haben Menschen in meinem Umfeld dafür gesorgt, dass sie bekannt geworden ist. Mittlerweile wird sie in ganz Deutschland, in vielen anderen Ländern Europas und sogar in Australien und Südafrika praktiziert.

Eine ganz alte Sache

Menschen wie den Müller Josef und die alte Bäuerin, von der er seine Griffe gelernt hat, gab und gibt es aber nicht nur im Allgäu, sondern auch in anderen Gegenden Deutschlands, und vermutlich gibt es sie auf der ganzen Welt. Zumindest weiß ich vom Hörensagen, dass viele ältere Bewohner ländlicher Gegenden ganz ähnliche Geschichten erzählen können, wie ich sie zu Beginn dieses Kapitels erzählt habe. Früher, heißt es da, hatten wir für »solche Fälle« (Hexenschuss, blockierte Gelenke etc.) einen Mann oder eine Frau im Dorf. Die haben das wieder »gerichtet«. Im Norden Deutschlands waren viele dieser »Knochensetzer« oder »Gelenkeinrichter« hauptberuflich Schäfer, die manchmal tage- oder sogar wochenlang allein mit ihren Tieren unterwegs waren. Da versteht es sich von selbst, dass sie die Schafe auch behandeln mussten, wenn sie sich beispielsweise verletzt hatten und nicht mehr in der Herde mitlaufen konnten.

Man kann sich gut vorstellen, dass die manuelle Behandlung des Bewegungsapparats von Nutztieren (speziell Herdentieren) und Menschen (die mehrere Millionen Jahre lang Nomaden waren) so alt ist wie die Menschheit selbst. Klar ist auch, dass entsprechende Behandlungsmethoden für Menschen und Tiere schon sehr früh in der Geschichte der Menschheit entwickelt werden mussten, denn schnell laufen und gut kämpfen oder sich verteidigen zu können, war damals überlebenswichtig – überall auf der Welt. Es ist also bestimmt nicht übertrieben, wenn ich behaupte, dass die Wurzeln der Methode Dorn mehrere Hunderttausend Jahre zurück reichen. Auch kann man davon ausgehen, dass die manuellen Behandlungsmethoden, auf denen sie basiert, lange Zeit von ganz einfachen Menschen entwickelt und praktiziert wurden, von Menschen, die aufgrund ihrer Lebensweise eine sehr enge Verbindung zur Natur hatten.

Ich habe bereits in meinem letzten Buch (*Die ganzheitliche Methode Dorn*) darauf hingewiesen, dass unsere moderne Art zu leben nur eine ganz dünne »Zivilisationsglasur« auf dem riesigen Kuchen der Menschheitsgeschichte ist und dass der Kuchen selbst zum größten Teil (drei bis fünf Millionen Jahre) den urzeitlichen Jägern und Sammlern gehört, in deren Leben es vor allem auf körperliche Fähigkeiten ankam: Laufen, Springen, Schwimmen, Werfen, Fangen, Zielen, Treffen, aber auch auf Intuition und Instinkt, denn die alten Jagdmethoden beruhten darauf, dass sich der Jäger so in das Beutetier einfühlen konnte, dass er praktisch eins mit ihm wurde.

Und das ist der entscheidende Punkt, wenn es um die Frage geht, ob diese ungebildeten, urzeitlichen Menschen denn auch eine Ahnung von Anatomie hatten. Ich behaupte, sie wussten sehr viel mehr über die lebenden Körper von Menschen und Tieren, als wir modernen Menschen uns vorstellen können. Sie hatten das, was man als den »anatomischen Blick« bezeichnen könnte, die Fähigkeit, buchstäblich in einen anderen Körper hineinzuschauen und die Bewegung des Lebens in Aktion zu sehen. Wenn es beispielsweise darum ging, sich mit primitiven Waffen gegen ein gefährliches Raubtier zur Wehr zu setzen, mussten sie die Bewegung des Tieres schon in ihrem Ursprung erkennen, um die Fortsetzung einschätzen und darauf reagieren zu können.

Wer dazu in der Lage war, wurde von den Mitgliedern seiner Gemeinschaft bewundert und war hoch angesehen, denn klar war auch: Wer sich so in ein Tier einfühlen und hineindenken kann, dass er im entscheidenden Moment selbst zum Tier wird, verfügt über Fähigkeiten, die auch den Menschen nützlich sein können. Oder anders ausgedrückt: Wer sich selbst wirklich als Teil der Natur versteht, versteht die Natur in all ihren Erscheinungsformen.

Dieses magisch-schamanische Naturverständnis scheint mit dem, was wir heute unter anatomischem Wissen verstehen, zunächst nicht viel zu tun zu haben. Es könnte aber durchaus sein, dass jene Barbaren, von denen wir nur das wissen, was die Griechen und Römer über sie geschrieben haben, mehr über Anatomie wussten als die gelehrten Schreiber selbst. Jedenfalls wurde im Sommer 2006 in der Mongolei die bestens konservierte Eismumie eines skythischen Kriegers geborgen. Ihr Alter wird auf 2500 Jahre geschätzt. Ausgereiften Mumifizierungstechniken und dem Permafrost in diesem Gebiet habe man den guten Erhaltungszustand des Fundes zu verdanken, heißt es. Nun, wer über gute Mumifizierungstechniken verfügte, wusste sicherlich auch, wie es im Innern eines menschlichen Körpers aussieht. Da dürften sich konkrete Anschauung und intuitives Vorstellungsvermögen perfekt vermischt haben.

Was sagt Hippokrates?

Altes Wissen wurde lange Zeit nur vom Mund zum Ohr vermittelt, vom Lehrer zum Schüler und vielleicht auch so, wie der Müller Josef mir sein Wissen vermittelt hat, nämlich nach dem Motto:»Du brauchst das nicht zu lernen, du kannst es.« Das hat, wenn Lehrer und Schüler auf einer Wellenlänge liegen, große Vorteile, aber die Nachteile liegen ebenfalls auf der Hand. Wenn etwas nur mündlich übermittelt wird, besteht immer die Gefahr, dass das Entscheidende unverstanden bleibt und sich ein Missverständnis nach dem anderen einschleicht. Dann hat man am Ende möglicherweise ein Ergebnis, das mit dem ursprünglich Gesagten überhaupt nichts mehr zu tun hat.

Daher begann man in der Antike, das mündlich überlieferte Wissen zu sammeln, zu ordnen und in Ärzteschulen zu lehren, wobei darauf geachtet wurde, dass es nicht an die Falschen geriet:»Heilige Dinge … Laien zu verraten ist nicht eher erlaubt, als bis sie in die Geheimnisse der Wissenschaft eingeweiht sind« (Hippokrates, *Das Gesetz*, Kapitel V, in Ebstein, Seite 12).

Hippokrates von Kos (ca. 460 – 370 vor Christus), der die Medizin als Wissenschaft begründet haben soll, stammte aus einer Familie, die ihren Ursprung vom Heilgott Asklepios (Äskulap) selbst herleitete, und hatte als wandernder Arzt weite Teile Griechenlands und Kleinasiens bereist. Das gab ihm sicher genügend Gelegenheit, sein Wissen nicht nur anzuwenden, sondern auch zu erweitern. Das ihm zugeschriebene *Corpus Hippocraticum* besteht aus vielen Einzelschriften, darunter acht chirurgische Schriften, von denen sich eine allein mit der »Einrenkung der Gelenke« beschäftigt. Diese Schriften machen deutlich, dass die alten Griechen über sehr gute anatomische Kenntnisse verfügten, die sie sowohl bei Operationen als auch durch Studien an Leichen erworben hatten. Letzteres sollte wohl nicht im großen Stil an die Öffentlichkeit gelangen, aber eine Bemerkung in Kapitel 46 der oben genannten Schrift verrät, dass es wohl dennoch gängige Praxis war. Es geht da um die Unmöglichkeit, einen (durch den Aufprall einer schweren Last) stark nach innen verschobenen Lendenwirbel wieder an seinen Platz zu schieben. »Man müsste den Menschen aufschneiden«, heißt es da, und den Wirbel »von innen her mit der Hand nach außen stoßen. Das kann man zwar an einer Leiche machen, aber nicht ... am lebenden Menschen« (Hippokrates, Band III, XXII/55).

Kapitel 45 derselben Schrift beginnt mit den Worten: »Man muss zunächst wissen, welches die natürliche Beschaffenheit der Wirbelsäule ist; denn deren (Kenntnis) bedarf es bei vielen Krankheiten« (Hippokrates, Band III, XXII/53). Dann folgen Einzelheiten über den Bau der Wirbelsäule, die auch in einem modernen Anatomiebuch stehen könnten. Die Bandscheiben werden als »ein schleimiges, sehniges Band« beschrieben, »das von den Knorpelteilen weg bis zum Rückenmark liegt«. Außerdem ist von »sehnenartigen Bändern« die Rede, »die (von oben nach unten) fortlaufend sind und fest anliegen, ... der Länge nach an der Vorder- und

Rückseite der Wirbel angespannt«. Diese und viele ähnliche Beschreibungen haben den chirurgischen Schriften den Ruf eingebracht, sie seien »mustergültig exakt«. Leider waren sie, wie viele andere Werke griechischer Autoren, im mittelalterlichen Europa nur sehr schwer bis gar nicht zugänglich. Und selbst wenn sie es gewesen wären, hätten die »handwerklichen Heilkünstler« der damaligen Zeit sie nicht lesen können.

Zu den, einem größeren Publikum bekannten Lehren des Hippokrates gehört die Lehre von den vier Körpersäften (Blut, Schleim, gelbe und schwarze Galle), aus der sich die Unterscheidung in vier Temperamente – Melancholiker (schwarze Galle dominiert), Choleriker (gelbe Galle dominiert), Sanguiniker (Blut dominiert) und Phlegmatiker (Schleim dominiert) – ergibt, sowie die Ansicht, dass es einen Zusammenhang zwischen Körperbau und Charakter gibt. Von einem solchen Zusammenhang wird übrigens auch in der modernen körperzentrierten Psychotherapie nach Wilhelm Reich ausgegangen (siehe Seite 117). Bei Hippokrates ist Harmonie (größtmögliches Gleichgewicht der Säfte) Ziel einer jeden Behandlung.

Ein Blick nach China

Auch im etwa dreitausend Jahre alten chinesischen Medizinsystem spielt Harmonie (größtmögliches Gleichgewicht der polaren Kräfte Yin und Yang sowie das ausgewogene Zusammenspiel der fünf Elemente oder Wandlungsphasen) eine sehr wichtige Rolle. Und ähnlich wie das griechische Modell der vier Elemente und ihrer Entsprechungen (Säfte, Temperamente, Farbe, Geschmack, Grundemotionen, Jahreszeiten, Lebensalter etc.) hat sich auch die chinesische Vorstellung von den fünf Elementen und allem, was mit ihnen assoziiert wird (Energie, energetische Bewegung, Farbe, Geschmack, Grundemotionen, Jahreszeiten, Lebensalter etc.) aus der genauen Beobachtung natürlicher Rhythmen ergeben. In beiden Medizinsystemen werden Geist, Seele und Körper des Menschen beziehungsweise Metaphysik und Materie als Einheit gesehen und der ganze Mensch als Teil der Natur beziehungsweise als Kosmos im Kleinen. All das klingt fast so, als hätte sich da einer was vom anderen abgeschaut. Wer weiß, vielleicht war es so ähnlich wie heute: Es gibt viele Gemeinsamkeiten zwischen scheinbar ganz unterschiedlichen Weltanschauungen und Systemen, auch Heilsystemen, die letztlich alle auf denselben Grundprinzipien basieren.

In der traditionellen chinesischen Medizin werden sieben Stufen des Heilens unterschieden, und zwar mit von oben nach unten abnehmender Bedeutung:

1. Meditation (im taoistischen Sinne: »Eintauchen in die Dinge, wie sie sind« = Akzeptieren dessen, was ist)
2. Atmung
3. Bewegung (gemeint ist weniger äußere Bewegung als die innere Bewegung der Lebenskraft, der Fluss der Lebensenergie)
4. Ernährung
5. Massage (Akupressur und Meridianmassage)
6. Akupunktur (mit Nadeln) und Moxibustion (Verbrennen von getrockneten Kräutern über Akupunkturpunkten)
7. Chirurgie
   (siehe Eckert: *Das Tao der Akupressur*, Seite 15)

Aus dieser Aufstellung wird deutlich, dass Hilfe von außen erst relativ spät vorgesehen war, nämlich bei Punkt 5 (Massage). Wenn der Energiefluss gestört ist, können Akupressur und Meridianmassage dazu beitragen, ihn zu regulieren. Forscher stimmen weitgehend darin überein, dass die von den Engländern sogenannten *Bonesetter* in China und anderen asiatischen Ländern ihre Techniken mit Akupressur und Akupunktur kombiniert haben. Übrigens waren auch die chinesischen Ärzte nicht etwa niedergelassen, sondern wanderten von Dorf zu Dorf, wo sie dafür zu sorgen hatten, dass diejenigen, die sich ihnen anvertrauten, gesund und voller Lebenskraft blieben. Gelang das, waren sie gern gesehen. Gelang es nicht, bekamen sie kein Honorar und wurden schlimmstenfalls mit Schimpf und Schande aus dem Dorf gejagt.

Bader gegen Buchärzte

Wandernde Heilkundige gab es bei uns bis ins 19. Jahrhundert, in manchen Gegenden sogar noch länger, aber im Mittelalter wurde der Abstand zwischen den studierten Ärzten mit dem Titel »Medicus« und den ungebildeten Volksmedizinern (Bader, Hebammen, Kräuterkundige, »weise Frauen« und Wundärzte) immer größer. Der Medicus war aus zwei Gründen nur für wenige zuständig: Erstens konnten sich die einfachen Leute seine Behandlung überhaupt nicht leisten, und zweitens behandelte er mit seinen Arzneien und Kuren nur »innere Krankheiten« und hielt es für »unter seiner akademischen Würde«, beispielsweise »ein chirurgisches Instrument in die Hand zu nehmen«. Kurz: Für die handwerkliche

Heilkunst waren die Bader und Wundärzte zuständig. Von denen gab es – Gott sei Dank – viele, denn »auf dem Land sicherten diese wandernden Heilkünstler oft die einzige, meist wahrscheinlich gar nicht die schlechteste medizinische Versorgung von Mensch und Vieh«. Auch die alte Bäuerin, welcher der Müller Josef ihre Griffe abgeschaut hatte, ist vermutlich eine solche Heilkünstlerin gewesen. Leider war die soziale Stellung dieser »handwerklichen Heiler« in den meisten europäischen Ländern schlecht bis miserabel, was unter anderem dazu führte, dass man sie häufig als »Quacksalber« und »Leutbescheißer« verunglimpfte – meist zu Unrecht. Sicher hat es zu allen Zeiten ein paar schwarze Schafe gegeben, die ihren schlechten Ruf verdienten, andererseits hätte sich die »handwerkliche« oder manuelle Medizin überhaupt nicht so lange halten können, wäre nicht mehr Gutes als Schlechtes dran gewesen. Und das Gute hat sich durchgesetzt, so viel ist sicher.

(Alle Zitate dieses Abschnitts aus »Von Quacksalbern und Leutbescheißern, Wundärzten und Zahnbrechern«, *Ärztewoche online*, 19. Jahrgang, No. 46, 2005)

Der Kreis schließt sich

Heute leben wir in einer Zeit, in der alle krankenversichert sein müssen und keiner mehr aus finanziellen Gründen zu einem »handwerklichen Heilkünstler« ohne Medizinstudium geht. Und doch sind deren moderne Nachfolger gefragter denn je, auch wenn man für ihre Leistungen häufig aus eigener Tasche bezahlen muss. Das gilt nicht nur für Dorn-Therapeuten, sondern zum Beispiel auch für Osteopathen und Cranio-Sacral-Therapeuten (deren Kunst sich unter anderem aus den manuellen Behandlungsmethoden der nordamerikanischen Shawnee-Indianer entwickelt haben soll).

Die Medizin ist natürlich auch nicht bei den Buchärzten des Mittelalters stehen geblieben, sondern hat das »Handwerkliche« mittlerweile integriert. Chirurgie und Orthopädie sind nur zwei der medizinischen Fachgebiete, für die im Mittelalter nicht der Medicus, sondern der Bader zuständig war. Das, was Mediziner heute unter Anatomie verstehen, gibt es offiziell erst seit Andreas Vesalius, dessen umfassendes Werk *De humani corporis fabrica* (»Über den Bau des menschlichen Körpers«) 1543 in Basel veröffentlicht wurde. Leonardo da Vinci (1452-1519) hatte zwar auch schon anatomische Studien betrieben und dabei Erstaunliches über den lebenden Körper herausgefunden, beispielsweise über den Fluss des Blutes und die genaue Funktion des Herzens. Doch leider war er »nur« Maler und kein Studierter und wurde daher von den Universitätsgelehrten seiner Zeit nicht ernst genommen. Zu diesem Thema schrieb Leonardo in seinen Tagebüchern:»Ich weiß wohl, dass so mancher eitle Tropf glauben will, er könne mich tadeln, denn ich sei ein ungebildeter Mann. … Nun, wissen sie denn nicht, dass meine Lehren nicht so sehr aus den Worten anderer gezogen werden, als aus der Erfahrung, die doch die Lehrmeisterin derer war, die gut geschrieben haben« (Klein, Seite 71).

Wie meine eigene Erfahrung zeigt, können Schulmedizin und Erfahrungsheilkunde durchaus zusammenfinden und im besten Sinne Hand in Hand arbeiten. Seit sich Dr. med. Thomas Hansen von mir behandeln ließ und »überzeugt« war, hat es viele Kontakte zwischen Medizinern und Dorn-

Anwendern gegeben. Viele Ärzte haben die Dorn-Methode selbst erlernt und wenden sie mit Erfolg in ihrer Praxis an. Das hat gewisse Vorteile, denn Ärzte und Heilpraktiker dürfen die Methode ohne jede rechtliche Einschränkung anwenden.

Was ist die Methode Dorn – und was nicht?

Auf unserer kurzen Reise zu den Wurzeln der Methode Dorn haben wir erfahren, dass es ihre Vorläufer wahrscheinlich schon seit mehreren Hunderttausend Jahren auf der ganzen Welt gegeben hat und dass zu den modernen Nachfolgern der Knochensetzer (*Bonesetter*) und Gelenkeinrichter sowohl Fachärzte wie Chirurgen und Orthopäden als auch Chiropraktiker, Osteopathen, Physiotherapeuten, Masseure und viele andere »handwerklich« arbeitende Heilkundige gehören. Wo in diesem breiten Spektrum ist die Methode Dorn angesiedelt? Diese Frage lässt sich zunächst am besten im Ausschlussverfahren beantworten.

Wann soll die Methode Dorn nicht angewendet werden?

- Bei frischen Verletzungen und Knochenbrüchen (die behandelt der Unfallchirurg);
- wenn der Patient nicht mehr selbst zum Behandler kommen kann (Verdacht auf Knochenbruch etc.);

- bei akuten Entzündungen und entzündlichen Prozessen;
- bei unwillentlichem Abgang von Stuhl und Harn;
- nach einer Bandscheibenoperation;
- bei ausgeprägter Osteoporose;
- bei Tumoren;
- bei Schwangerschaft dürfen ab dem 5. Monat die Lendenwirbel nicht mehr behandelt werden.

Was wird mit der Methode Dorn behandelt?

Mit der Methode Dorn werden sogenannte Blockierungen behandelt. Darunter versteht man die vorübergehende Einschränkung der Beweglichkeit von Gelenken oder Bewegungssegmenten der Wirbelsäule. Diese Einschränkung bewirkt normalerweise auch, dass die das Gelenk umgebende Muskulatur entsprechend verspannt ist. Die Beeinträchtigung kann auch das umgebende Gewebe in Mitleidenschaft ziehen und die Funktion der dem Bereich zugeordneten Organe stören.

Allerdings betrachten gute Dorn-Behandler und -Berater den Menschen ganzheitlich und kümmern sich nicht nur um Einschränkungen der körperlichen Funktion, sondern im Rahmen ihrer Möglichkeiten auch um die seelisch-geistigen Aspekte der Blockierung, beispielsweise indem sie die Körpersprache des Patienten mit berücksichtigen (siehe auch mein Buch *Die ganzheitliche Methode Dorn*).

Wie läuft die Behandlung ab?

Der Ablauf einer Dorn-Behandlung ähnelt dem Bau eines Hauses. Zuerst wird das Fundament gelegt, und zwar mit der Wasserwaage, denn wenn das Fundament schief ist, hat dies Auswirkungen auf die gesamte Statik des Hauses. Auf die Behandlung übertragen heißt das: Am Anfang steht immer die Überprüfung und Korrektur der Beinlängen. Anschließend werden alle Beingelenke – Sprunggelenke, Kniegelenk und Hüftgelenk – einzeln überprüft und mit ein paar einfachen Handgriffen eingerichtet. Währenddessen liegt der Patient auf dem Rücken.

Anschließend steht er leicht vorgebeugt und stützt sich mit den Händen auf der Behandlungsliege, einem Tisch oder einer Stuhllehne ab, während der Dorn-Behandler die gesamte Wirbelsäule rechts und links der von außen sichtbaren Dornfortsätze mit beiden Daumen abtastet. Dabei spürt er über druckschmerzhafte Punkte minimale Fehlstellungen der Wirbel auf und drückt dagegen, während er den Patienten anweist, bestimmte Bewegungen zu machen: ein Bein vor und zurück schwingen, mit den Armen pendeln, den Kopf hin und her bewegen wie beim Neinsagen und so weiter. Wichtig ist, dass der Patient diese Bewegungen selbst macht. Der Behandler stellt lediglich seinen Daumen zur Verfügung.

Das Abtasten und Drücken erfolgt von unten nach oben, also von der Lendenwirbelsäule zur Halswirbelsäule, wobei die obere Brustwirbelsäule und die Halswirbelsäule meist im Sitzen behandelt werden.

Nachdem die ganze Wirbelsäule auf diese Weise abgetastet wurde, zeigt der Dorn-Behandler dem Patienten gegebenenfalls, wie er nicht nur seine Beingelenke, sondern auch die Gelenke an Armen und Fingern selbst einrichten kann. Auf jeden Fall aber erklärt er ihm am Ende der Behandlung bestimmte Selbsthilfeübungen, die er ganz nach den Bedürfnissen des Patienten ausgewählt hat. Um sicherzugehen, dass dieser die Übungen auch selbstständig machen kann, macht der Behandler sie einmal vor und lässt sie dann mindestens einmal vom Patienten durchführen.

Schließlich gibt er dem Patienten bestimmte Verhaltensanweisungen für die Zeit nach der Behandlung, aber auch für sein Bewegungsverhalten im Alltag. Diese sollen dafür sorgen, dass der durch die Behandlung gesetzte Impuls weiterwirken kann.

Den Patienten, die etwas über die möglichen Hintergründe ihrer Beschwerden erfahren möchten, wird der Behandler ein Nachgespräch anbieten. Grundsätzlich sieht er jedoch davon ab, jemandem Ratschläge zur persönlichen Lebensführung oder gar fertige Rezepte mit auf dem Weg zu geben. Vielmehr beschränkt er sich darauf, Hilfe zur Selbsterkenntnis anzubieten, wenn dies erwünscht ist. Doch gilt auch hier: Die beste Selbsterkenntnis kommt ganz von selbst, genau zur richtigen Zeit.

Rückenschmerzen als Warnsignal

Kennen Sie das: Eine falsche Bewegung, es schießt in den unteren Rücken und plötzlich geht nichts mehr? Hexenschuss! Der Arzt stellt die Diagnose »Lumbago« oder »akute Lumbalgie«, verordnet ein Schmerzmittel, vielleicht auch noch ein paar Massagen (dies angesichts der Kostenexplosion im Gesundheitswesen allerdings immer seltener) und gibt ein paar gute Ratschläge mit auf den Weg, zum Beispiel: Stufenlagerung, also Liegen auf dem Rücken mit rechtwinklig gebeugten Knien; Wärme oder Kälte je nach Vorliebe; keine Schonung, sondern Bewegung, den individuellen Möglichkeiten entsprechend …

Ein Hexenschuss, sagt der Mediziner, sei zwar höchst unangenehm, aber normalerweise nicht gefährlich, ähnlich wie viele andere akute Rückenschmerzen. Sie gehören nach einer Definition der Krankenkassen zu den »Befindlichkeitsstörungen« und nicht zu den Krankheiten. Auch von »Schmerzepisoden« ist die Rede und davon, dass durch eine möglichst zielgerichtete Therapie die Ausbildung eines »Schmerzgedächtnisses« vermieden werden soll. Mit anderen Worten: Es tut zwar höllisch weh, aber dieser Schmerz soll sich nicht »festsetzen« und womöglich dazu führen, dass man ständig eine Schonhaltung einnimmt oder sich überhaupt nicht mehr bewegt. Deshalb verschreibt der Arzt Schmerzmittel beziehungsweise Entzündungshemmer, deren Beipackzettel man als »ungeübter« Patient am besten gar nicht erst liest (sonst nimmt man sie aus lauter Angst vor den Nebenwirkungen nicht). Mittlerweile gibt es aber auch Ärzte, die in solchen Fällen gleich die Methode Dorn einsetzen, ähnlich wie es er Müller Josef damals bei mir gemacht hat, denn dass es meistens gar nicht mehr braucht, wird deutlich, wenn man sich die Fakten betrachtet, die von medizinischer Seite zum Thema Rückenschmerzen genannt werden:

- Der wohl häufigste Anlass für akute Rückenschmerzen ist eine Funktionsstörung der Gelenke im Bereich der Wirbelsäule (siehe oben).
- Etwa 90 Prozent aller chronischen Rückenschmerzen sind unspezifisch. Das heißt: Der Arzt wird bei seiner Untersuchung nichts finden, was die Beschwerden hinreichend erklären könnte. Nur in etwa 10 Prozent der Fälle liegen krankhafte Befunde vor: Wirbelbruch, Gleitwirbel, Bandscheibenvorfall, spinale Stenose (zu enger Wirbelkanal), Instabilität von Abschnitten der Wirbelsäule, Rheuma oder Krebs.
- Die Wirbelsäule ist ein wichtiges »Erfolgsorgan« für psychosomatische Probleme. Das weiß der Volksmund, wenn er zum Beispiel davon spricht, dass jemand »eine große Last auf den Schultern trägt« oder dass ihm »das Rückgrat gebrochen wurde«.
- Rückenschmerzen ohne organischen Hintergrund können als Konversion einer Depression auftreten. (Unter einer Konversion versteht man in der Psychologie die Umwandlung starker Erlebnisse in körperliche Symptome.)
- Placebos können bei Rückenschmerzen hochwirksam sein.
- In den Leitlinien der orthopädischen Fachgesellschaft und der Arzneimittelkommission der deutschen Ärzteschaft wird betont, dass passivierende Therapien möglichst vermieden werden sollten, weil sie die Chronifizierung von Rückenschmerzen begünstigen. Langfristig nützen nur Maßnahmen, welche die aktive Mitarbeit des Patienten einbeziehen.

Was bedeutet dies für die Anwender der Methode Dorn?

»Funktionsstörungen der Gelenke im Bereich der Wirbelsäule« können mit der Methode Dorn optimal beeinflusst werden, wie wir im Verlauf dieses Buches noch öfter sehen werden. Gute Dorn-Anwender verfügen nämlich nicht nur über die technisch-manuellen Fähigkeiten, um solche Funktionsstörungen zu beheben, sondern sind auch in der Lage, den Menschen, den sie vor sich haben, ganzheitlich zu betrachten. Natürlich ist er vor allem gekommen, weil er sich körperlich eingeschränkt fühlt, aber diese Einschränkung ist in der Regel nur die Spitze des Eisbergs.

Unser eigentliches Fachgebiet sind die unspezifischen Rückenschmerzen, die Beschwerden, die der Arzt auch nicht mehr erklären kann und um die er sich – meist aus reiner Zeitnot – auch nicht kümmert. Da kommt es einem schon fast wie ein großes Glück vor, dass »Placebos bei Rückenschmerzen hochwirksam« sein können. Ein Grund für diesen Effekt könnte sein, dass sich der Arzt in dem Moment, in dem er ein Placebo verschreibt, seinem Patienten intensiver zuwendet. Schließlich weiß er, dass das Medikament, das er gerade verschreibt oder verabreicht, im pharmakologischen Sinne absolut unwirksam ist. Also fügt er etwas hinzu, das viel heilsamer ist, als ein Medikament jemals sein könnte: echtes Interesse, Liebe zum Menschen. Schon Hippokrates sagte: »Dort, wo es Liebe zum Menschen gibt, findet sich auch Liebe zur Kunst. Manche Patienten werden … allein schon durch ihr gutes Einvernehmen und die Zufriedenheit mit ihrem Arzt wieder gesund« (zitiert nach Lown, *Die verlorene Kunst des Heilens*,

Seite 23). Und das gilt natürlich auch für jeden Dorn-Anwender.

Dem Patienten muss klar sein, dass seine aktive Mitarbeit gefragt ist. Ich gehe sogar noch weiter und sage: Letztlich nützt sowieso nur das, was Sie als Patient selbst für sich tun. Sie heilen sich selbst. Wir Behandler sind nur Wegweiser. Wir können Ihnen einen möglichen Weg zeigen. Gehen müssen Sie ihn selbst.

Wie innen, so außen

»Ein Arzt muss über Wahrnehmungsvermögen und Tastsinn verfügen, die es ihm ermöglichen, sich in die Befindlichkeit des Patienten einzufühlen.« Das sagte Paracelsus im 16. Jahrhundert und er sprach auch von der Intuition, die nötig sei, »um den Patienten, seinen Körper und seine Krankheit zu verstehen« (Lown, Seite 23).

Als Dorn-Behandler sind wir zwar keine Ärzte, aber diese Weisheiten gelten auch für uns. Die rechtliche Situation für Dorn-Behandler sieht so aus: Wer andere Menschen professionell mit der Dorn-Methode behandeln will, muss Arzt oder Heilpraktiker sein. Physiotherapeuten und Masseure dürfen zwar behandeln, aber keine Diagnosen stellen. So war es zumindest bis vor Kurzem, wobei man sich klarmachen muss, wie die Praxis aussah oder noch aussieht. Viele, die zum Physiotherapeuten oder zum Masseur kommen, haben ein Rezept vom Arzt, auf dem als Diagnose zum Beispiel »Lumbalgie« oder »HWS-Syndrom« steht, sprich: Schmerzen in der Lendenwirbel- oder Brustwirbelsäule. Das ist nicht mehr als die Beschreibung eines Symptoms, die Benennung eines kleinen Teils des Istzustands. Sie entbindet den Behandler auf keinen Fall von der Aufgabe, sich selbst ein möglichst umfassendes Bild des ganzen Patienten zu machen.

Natürlich haben alle Heilkundigen, von denen hier die Rede war – Arzt, Heilpraktiker, Physiotherapeut und Masseur – fundierte Kenntnisse in Anatomie. Natürlich haben sie Erfahrungen mit anderen Patienten gemacht. Natürlich beherrschen sie ihr »Handwerk«. Aber all das ändert nichts an der Tatsache, dass jeder einzelne Patient als derjenige gesehen werden will, der er ist. Die Rückenschmerzen des einen haben mit allergrößter Wahrscheinlichkeit eine ganz andere Ursache als die eines anderen mit den gleichen Symptomen.

Abgesehen davon, dass es auch physiotherapeutische Diagnosen gibt – im Fall von Lumbalgie zum Beispiel »akute Verkrampfung« eines bestimmten Muskels oder »neurologische Kompression« der unteren Wirbelsäule – interessieren wir uns vor allem für das, was das Innere des Patienten bewegt, seine Seele oder sein Selbst – wie immer Sie es nennen wollen. Um etwas darüber herauszufinden, müssen wir unsere Intuition einschalten und genau beobachten.

Was heißt beobachten? Hat es etwas mit Einschätzen, Mustern oder gar Beurteilen zu tun? Nein, hier ist nichts von all dem gemeint, sondern eher so etwas wie ein unspezifisches oder absichtsloses Sehen, das etwas zum Vorschein kommen oder sichtbar werden lässt: die innere Anatomie dieses Menschen. Wer zu einem Dorn-Behandler kommt, sollte zu keinem Zeitpunkt das Gefühl haben, dass dieser ihm in irgendeiner Weise überlegen ist, so nach dem Motto: »Er weiß, was mit mir los ist, und wird es für mich richten.« Das stimmt nämlich nicht. Im Idealfall ist es eher so, dass der

Dorn-Behandler dem Patienten Raum gibt, einen Raum, in dem er vielleicht zum ersten Mal seit langer Zeit ganz er oder sie selbst sein kann. In einer solchen Atmosphäre kann das Wunder der Selbstheilung beginnen.

Dieses Wunder der Selbstheilung hat etwas mit dem Wunder des Lebens zu tun, und beides lässt sich nicht so leicht in Worte fassen. Tatsache aber ist: Wenn Menschen zu dem zurückfinden, wofür sie vom Leben vorgesehen sind, wenn sie dem Fluss des Lebens in ihrem Innern keinen Widerstand mehr entgegensetzen, ist Selbstheilung möglich, auch wenn die Beschwerden schon sehr lange bestehen.

Dem Patienten Raum geben. Was heißt das konkret? Es hat vor allem etwas mit Freundlichkeit, Respekt und Mitgefühl zu tun – sich selbst und dem anderen gegenüber. Ein Behandler oder Berater kann einem Patienten oder Klienten nur dann freundlich, respektvoll und mitfühlend begegnen, wenn er auch sich selbst Freundlichkeit, Respekt und Mitgefühl entgegenbringt. Das scheint selten geworden in unserer modernen Welt. Wir verwechseln Freundlichkeit mit Höflichkeit, Respekt mit Unterwerfung und Mitgefühl mit Mitleid.

Der Psychologe Erich Fromm sagt, die Fähigkeit sich selbst und andere zu lieben habe eine gemeinsame Quelle, und wo diese Liebesfähigkeit gestört sei, bestehe »weder anderen gegenüber noch gegenüber der eigenen Person eine echte Freundlichkeit«. Im Klartext: Meine Freundlichkeit ist nicht echt, solange sie nicht auch mich selbst einschließt. Beim Stichwort Respekt sollten wir weniger an die Scheu denken, die wir vor jemandem haben, der in der sozialen Hierarchie höher steht als wir selbst, sondern eher an die Achtung, die wir füreinander empfinden, weil wir alle Menschen sind. Mitgefühl, also die Fähigkeit, sich in jemanden einzufühlen, basiert auf der Idee, dass wir auf einer tieferen Ebene alle miteinander verbunden sind. Für jemanden, der sich beispielsweise mit der Natur verbunden fühlt, mag das gar nicht so fremd klingen. Johann Wolfgang von Goethe, dem dieser Gedanke anscheinend auch vertraut war, sagt:

Müsset im Naturbetrachten
immer eins wie alles achten:
Nichts ist drinnen, nichts ist draußen;
denn was innen, das ist außen.

An jedem Körper lassen sich nicht nur die Lebensspuren des betreffenden Menschen ablesen, sondern auch die kollektiven Verhaltensmuster seiner Vorfahren. Und: Unser Körper folgt unserer inneren Haltung. Was innen ist, das ist außen. Das heißt für uns: Der Körper eines Patienten trägt nach außen,

*   was er oder sie fühlt oder denkt,
*   was er oder sie nicht fühlen oder denken will und daher zurückhält.

Gedanken und Gefühle bilden die innere Haltung, die in der Körperhaltung zum Ausdruck kommt. Die innere Haltung kann sich ebenso verfestigen wie die äußere. Gedanken können zu Glaubenssätzen werden und zusammen mit den Gefühlen Muster bilden, die den Menschen über kurz oder lang krank machen. Weil die äußere Haltung das Resultat der inneren Haltung ist, können wirksame Veränderungen nur dort beginnen, wo auch die Probleme begonnen haben: bei der inneren Haltung.

WAS UNS AUFRECHT HÄLT

Biologisch gesehen sind wir Menschen Wirbeltiere – die einzigen Wirbeltiere, die ausschließlich auf zwei Beinen, also aufrecht gehen. Dass wir als moderne, »zivilisierte« Menschen immer seltener gehen und noch seltener aufrecht, war eines der Themen, die ich in meinem Buch *Die ganzheitliche Methode Dorn* ausführlich behandelt habe. Hier möchte ich mehr auf die Frage eingehen, was genau uns eigentlich aufrecht hält. Diese Frage lässt sich, wie wir noch sehen werden, gar nicht so einfach beantworten. Neben dem anatomisch-physiologischen Erklärungsmodell, das die westliche Schulmedizin anbietet, gibt es nämlich noch einige andere, die durchaus auch wert sind, dass man sich mit ihnen beschäftigt. Das wollen wir in diesem Kapitel tun.

Die Wirbelsäule – Knochen, Muskeln und Bänder

Die Wirbelsäule ist die knöcherne Mittelachse unseres Körpers, die alle Teile des Skeletts miteinander verbindet und darüber hinaus viele andere wichtige Aufgaben erfüllt. Sie besteht aus 24 einzelnen plus jeweils fünf zu Kreuzbein und Steißbein zusammengewachsenen Wirbeln. Die Einzelwirbel sind im Prinzip alle gleich aufgebaut, nämlich aus einem mehr oder weniger kompakten Wirbelkörper und dem sich daran anschließenden Wirbelbogen mit zwei Querfortsätzen (zur Seite) und einem Dornfortsatz (nach hinten). Die Unterschiede in den Proportionen haben etwas mit der Funktion der Wirbel zu tun: Die Lendenwirbel sind so kompakt, weil sie viel tragen müssen, die Brustwirbel haben

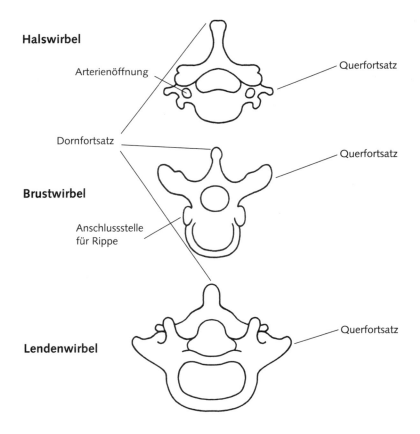

»Anschlussstellen« für die Rippen, die Halswirbel haben einen vergleichsweise kleinen Wirbelkörper und relativ lange Dorn- und Querfortsätze. Der oberste Halswirbel (Atlas) hat weder einen Wirbelkörper noch Fortsätze, sondern erinnert an einen Ring.

Zwischen jeweils zwei benachbarten Wirbeln (ausgenommen die beiden obersten Halswirbel) liegt eine Bandscheibe – ein Puffer aus Faserknorpel mit einem relativ festen äußeren Ring und einem weichen Gallertkern.

Sechs kräftige Bänder beziehungsweise Bandsysteme sorgen dafür, dass die Wirbelsäule sowohl stabil als auch beweglich ist. Beispielsweise gewährleisten diese Bänder, dass Wirbel ihre Position normalerweise nicht gravierend verändern, indem sie etwa wegrutschen oder sich komplett verdrehen. Meist kann noch nicht einmal eine relativ massive Einwirkung von außen, etwa ein Schleudertrauma, dem Wirbel (also dem Knochen) selbst etwas anhaben, auch wenn Bänder und Bandscheiben dadurch oft stark in Mitleidenschaft gezogen werden. Bei den Wirbelfehlstellungen, die mit der

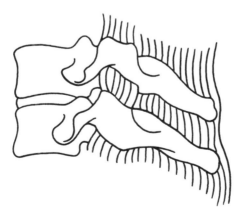

Wirbelsäulenabschnitt mit Bändern

Methode Dorn behandelt werden, handelt es sich um minimale Abweichungen von der Normalposition, die aber dennoch sehr schmerzhaft sein können.

Dass uns die Wirbelsäule im Idealfall mühelos aufrecht halten kann, haben wir aber nicht nur den Bändern zu verdanken, sondern auch der sogenannten autochthonen Muskulatur, einem System aus etwa zweihundert langen und kurzen Muskeln, die zusammen als Rückenstrecker (*M. erector spinae*) bezeichnet werden. Dieses Muskelsystem erstreckt sich zu beiden Seiten entlang der Wirbelsäule und wird – anders als die übrige Skelettmuskulatur – über die rückwärtigen Äste der Spinalnerven versorgt. Diese gehören zum vegetativen Nervensystem, und das heißt für die Rückenstrecker, dass sie nicht willentlich, sondern unbewusst gesteuert werden.

Beim gesunden Erwachsenen hat die Wirbelsäule vier Krümmungen: im Bereich der Hals- und Lendenwirbel nach vorn (Lordosen), im Bereich der Brustwirbel und des Kreuzbeins nach hinten (Kyphosen). Diese Krümmungen sorgen dafür, dass Stöße abgefedert und Belastungen gleichmäßig verteilt werden. Das ganze System aus Wirbeln, Bandscheiben, Bändern und autochthoner Muskulatur erinnert eigentlich weniger an eine Säule (bei der man ja vor allem an Festigkeit und Stabilität denkt) als vielmehr an einen Bogen mit Sehne. Und in der Tat basiert die ausgeklügelte Statik der Wirbelsäule auf der Kombination aus Bogen (von den Wirbeln gebildete Krümmung) und Sehne (Muskeln, Bänder und Bandscheiben).

Wenn wir unsere natürliche Körperhaltung einnehmen, ist die Wirbelsäule zwischen den beiden Polen Steißbein und Atlas so aufgespannt, dass sie der Schwerkraft ideal entgegenwirken kann, nämlich leicht und mühelos. Das heißt, sie hat zwar eine gewisse Grundspannung, kann aber dennoch sanft schwingen, ist an keiner Stelle zu stark angespannt und hängt auch nirgendwo zu stark durch. Im Idealfall zeichnet sie sich dadurch aus, dass sie vom Kreuzbein bis zum Schädelansatz eine lang gezogene, leicht geschwungene Linie bildet, während das Brustbein nach oben weist. Bei ganz kleinen Kindern, die gerade erst sitzen oder laufen gelernt haben, kann man diese Haltung gut beobachten, denn sie nehmen sie oft stundenlang ein – ein deutlicher Beweis dafür, dass sie nicht erlernt oder antrainiert werden muss und dass Kinder sie ganz offensichtlich nicht als anstrengend empfinden.

Die kleinste funktionelle Einheit des Systems Wirbelsäule, das Bewegungssegment, besteht aus der gelenkigen Verbindung zweier Wirbel, der Bandscheibe zwischen ihnen, dem Zwischenwirbelloch für den aus dem Rückenmark austretenden Nerv sowie den entsprechenden Muskeln und Bändern.

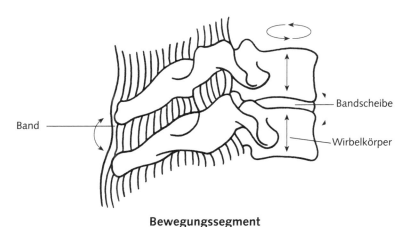

Bewegungssegment

Die Bandscheiben

Die Bandscheiben, die als Puffer zwischen den Wirbeln liegen, machen normalerweise etwa ein Viertel der Gesamtlänge unserer Wirbelsäule aus. Sie bestehen, wie schon gesagt, aus einem gallertartigen Kern in einem festen Ring aus Faserknorpeln und passen sich jeder Bewegung der Wirbelsäule optimal an, vorausgesetzt, sie haben entsprechend viel Volumen und werden auf Dauer möglichst gleichmäßig belastet. Bei Beugungen nach vorn, hinten oder zur Seite werden sie auf einer Seite entsprechend stark zusammengedrückt. Besonders ungünstig belastet werden sie beim Heben schwerer Lasten aus dem Stand und mit durchgedrückten Knien sowie im Sitzen. Durch die ganz normale Belastung der Wirbelsäule verlieren sämtliche Bandscheiben im Laufe eines Tages eine geringe Menge Flüssigkeit und werden dadurch flacher. Das ist aber nicht weiter schlimm, denn nachts, wenn wir schlafen, quellen die Bandscheiben wieder auf. Dieses Aufquellen findet in der Tat nur im Liegen statt, denn die Bandscheiben versorgen sich mit den Flüssigkeiten, die das Gewebe passiv durchdringen: durch Diffusion oder Osmose.

Wer also etwas für seine Bandscheiben tun möchte, sollte genug schlafen, möglichst viel trinken und für ein gesundes Gleichgewicht zwischen Belastung und Entlastung der Wirbelsäule sorgen.

Und was, wenn die Bandscheiben zu lange vernachlässigt werden? Dann kann es sein, dass ihr Quellvermögen abnimmt und sie dünner werden. Das führt dazu, dass die einzelnen Wirbel enger aufeinandersitzen, wodurch die jeweiligen Bewegungssegmente stärker belastet werden. Außerdem sind die Bandscheiben dann weniger elastisch, kehren nach einseitiger Belastung langsamer und bei ständiger Fehlbelastung immer seltener in ihre Normalstellung zurück, wölben sich irgendwann zwischen den Wirbeln vor und drücken auf den Nerv. Das nennt man Bandscheibenprotrusion. Wenn die Belastung noch extremer wird, kann es sein, dass der Knorpelring einreißt und der Gallertkern austritt. Das wäre dann ein Bandscheibenvorfall.

Das Bindegewebe

Kommen wir noch einmal auf etwas zurück, das bereits auf Seite 41 angesprochen wurde: Ganz kleine Kinder können mühelos eine natürlich gerade Körperhaltung einnehmen, und zwar stundenlang. Das kann wohl kaum an besonders gut trainierten Rückenmuskeln liegen, denn Fitnessstudios für Kleinkinder gibt es Gott sei Dank noch nicht. Aber woran liegt es dann?

Wie wir alle wissen, besteht unser Körper zu einem sehr hohen Prozentsatz aus Wasser: um die 80 Prozent bei Kindern, bei älteren Erwachsenen um die 60 Prozent. Nur etwa 10 Prozent dieses Wassers fließt in den Blutgefäßen. Der Rest befindet sich in den Zellen der Organe und des Bindegewebes und füllt als Zwischenzellflüssigkeit den ganzen Körper. Wir bestehen also hauptsächlich aus »organisiertem« oder »strukturiertem« Wasser. Manche behaupten sogar, der Körper des Menschen sei ein einziger großer »Flüssigkristall«, der in »Schwingung« versetzt und auf diese Weise günstig oder ungünstig beeinflusst werden kann.

Wissenschaftler drücken sich zwar nüchterner aus, bestätigen aber die Bedeutung des »strukturierten« Wassers für den gesamten Organismus. Der österreichische Biophysiker Karl Trincher sagt sogar, der eigentliche Träger des Lebens (in der Zelle) sei das intrazelluläre Wasser und weist darauf hin, dass diese geordnete Struktur als Erstes zusammenbricht, wenn eine Zelle stirbt. Auch der iranische Arzt Faridun Batmanghelidj ist der Ansicht, dass sich an der Rolle, die Wasser für den Organismus aller Lebewesen spielt, seit der Entstehung des Lebens in diesem Element kaum etwas verändert hat. In seinem Buch *Sie sind nicht krank, Sie sind durstig* legt er dar, dass viele gesundheitliche Probleme, darunter auch Rückenschmerzen, die Folgen eines chronischen Wassermangels sind: »Fehlt dem Körper Wasser, verteilt er die Restmengen um ... Wenn die Dehydratation chronisch wird, werden wasserabhängige Funktionen eingestellt« (Batmanghelidj, Seite 22). Zu den »drastischeren Notsignalen bei lokalem Wassermangel« gehören unter anderen Kreuzschmerzen, rheumatoide Gelenkschmerzen, Migräne und Fibromyalgieschmerzen (vgl. Batmanghelidj, Seite 48–49).

Vor diesem Hintergrund könnte man auf die Idee kommen, dass sich kleine Kinder vor allem deshalb so mühelos aufrecht halten, weil sie noch »voll im Saft« stehen, sprich: nicht unter Wassermangel leiden. Ihre Wirbelsäule »schwimmt« noch fast schwerelos im Wasser beziehungsweise wird von jenem komplexen, netzartigen Gewebesystem namens Bindegewebe im Gleichgewicht gehalten – was bei den meisten Erwachsenen offenbar nicht mehr ganz so gut funktioniert. Warum?

Das Bindegewebe ist das größte zusammenhängende Ganze im Körper, das sämtliche Organe und jeden einzelnen

Muskel umhüllt, alles miteinander verbindet und viele wichtige Funktionen reguliert, so zum Beispiel die Körpertemperatur und den Säure-Basen-Haushalt. Die gefürchtete Übersäuerung des Körpers beginnt hier, und zwar dann, wenn die in das Bindegewebe abgegebenen Säuren nicht mehr neutralisiert werden können. Dann kann es sein, dass Bindegewebe »verklebt«, »schwammig« oder »klumpig« und damit undurchlässig wird, was unter anderem die Funktion der Organe und der Muskeln beeinträchtigen kann. Sie senken sich, dehnen sich aus oder ziehen sich zusammen und werden so zu aktiven Gewichten, an denen der Körper schwer zu tragen hat – mit entsprechend negativen Folgen für die Haltung.

Neuerdings weiß man auch, dass das Bindegewebe (aufgrund der Mineralstoffe in der Zell- und Zwischenzellflüssigkeit) als eine Art Halbleiter fungiert und sowohl Energie als auch Informationen durch den Körper leiten kann – womit wir wieder beim oben erwähnten Kristall wären, der selbst schwingt und Schwingungen weitergeben kann. Wissenschaftler, wie beispielsweise die US-amerikanische Medizinerin Helene M. Langevin, haben die Beziehungen zwischen Akupunkturpunkten, Meridianen und Bindegewebe erforscht und herausgefunden, dass Energiebewegungen durchaus auch auf der stofflichen Ebene wahrnehmbar sind. Mithilfe moderner bildgebender Verfahren kann man sie sogar nachweisen. Das freut alle, die Reflexzonenmassage praktizieren, und natürlich diejenigen, die sich mit Akupressur, Shiatsu und ähnlichen Verfahren beschäftigen, scheint es doch zu beweisen, dass an der uralten Meridianlehre (siehe Seite 56 f.) wirklich etwas dran ist. Es kann aber auch die Dorn-Anwender freuen, denn auch uns passiert es, dass wir

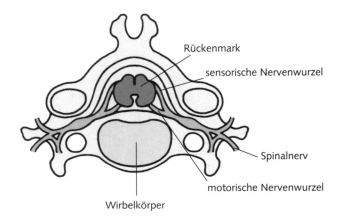

Rückenmark und Nerven

hier drücken und dort zeigt sich eine Wirkung, was sich nach Meinung vieler Skeptiker nicht »mit dem heutigen Stand des anatomischen Wissens« vereinbaren lässt.

Reine Nervensache?

Schließlich gibt es noch eine weitere Erklärung, die von Schulmedizinern akzeptiert werden kann. Sie lautet: Rückenschmerzen sind die Folge eines gestörten nervös-reflektorischen Funktionskreises, also hauptsächlich ein nervliches Problem.

In diesem Zusammenhang wollen wir uns die Wirbelsäule als Kanal für das Rückenmark etwas genauer betrachten. Das Rückenmark, welches zusammen mit dem Gehirn das zentrale Nervensystem bildet, entspringt im sogenannten Nachhirn (*Medulla oblongata*), einem Teil des Hirnstamms, und geht etwa auf Höhe des zweiten Lendenwirbels in die *Cauda equina* über, ein dichtes Geflecht aus einzelnen Nervenfasern, die den gesamten unteren Teil des Körpers versorgen. Das Rückenmark zieht sich durch den von den Wirbelkörpern und den Wirbelbögen gebildeten Kanal, wobei die 31 Spinalnervenpaare, die davon abzweigen, durch die Zwischenwirbellöcher austreten und sich dann verzweigen, um als peripheres Nervensystem den Informationsaustausch mit weiter entfernten Körperpartien zu ermöglichen. Das periphere Nervensystem besteht aus drei Teilen, dem vegetativen, dem sensorischen und dem motorischen Nervensystem. Die sensorischen Nerven übermitteln Informationen aus dem ganzen Körper ans Gehirn, während die motorischen Nerven Signale vom Gehirn zu den Muskeln transportieren und auf diese Weise willkürliche Bewegungsabläufe steuern. Das vegetative Nervensystem, bestehend aus sympathischen und parasympathischen Nerven, steuert unwillkürliche Aktionen wie Herzschlag, Atmung und Organfunktionen sowie den Umgang des Körpers mit Stress. Die sympathischen Nerven treten im Bereich des Brustkorbs und der oberen Lendenwirbel aus und wirken stimulierend. Die parasympathischen Nerven entspringen im Hirnstamm und im Kreuzbeinbereich, also am oberen und unteren Ende der Wirbelsäule und sind eher in Ruhe, also beispielsweise im Schlaf aktiv.

Der folgenden Abbildung können Sie entnehmen, welche Körperbereiche von welchen Spinalnerven versorgt werden.

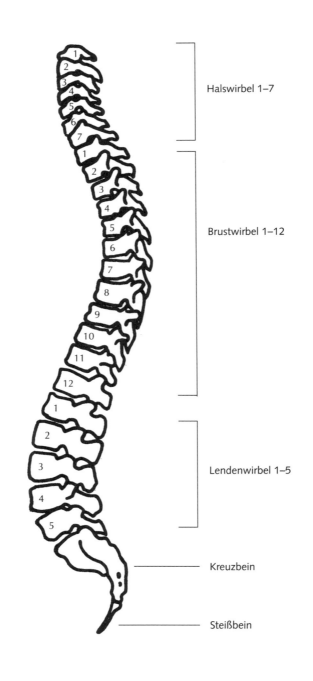

Halswirbel	1	Gehirn, Blutzufuhr zum Kopf, Blutdruck, Hypophyse
	2	Nebenhöhlen, Augen, Ohren, Zunge
	3	Wangen, Zähne, Ohren, Gesichtsknochen
	4	Mund, Nase, Ohrtrompete
	5	Stimmbänder, Rachenhöhle
	6	Nacken- und Schultermuskulatur, Mandeln
	7	Schultern, Ellbogen, Schilddrüse

Brustwirbel	1	Unterarme und Hände, Luftröhre, Speiseröhre
	2	Herzklappen, Herzkranzgefäße
	3	Brustkorb, Lungen, Bronchien, Rippenfell
	4	Galle und Gallenblase
	5	Leber, Blut, Sonnengeflecht
	6	Magen
	7	Zwölffingerdarm, Bauchspeicheldrüse
	8	Milz, Zwerchfell
	9	Nebennieren
	10	Nieren
	11	Nieren, Harnleiter, Haut
	12	Dünndarm, Eileiter

Lendenwirbel	1	Dickdarm
	2	Bauch, Oberschenkel, Blinddarm
	3	Blase, Knie, Geschlechtsorgane, Gebärmutter
	4	Prostata, Ischiasnerv, untere Rückenmuskeln
	5	Unterschenkel, Füße

| Kreuzbein | | Hüfte, Hüftgelenke, Gesäßmuskeln |

| Steißbein | | Enddarm, After |

Die folgende Tabelle gibt einen Überblick über einige Beschwerden, die durch eine Fehlstellung der betreffenden Wirbel ausgelöst und über deren Korrektur behandelt werden können.

1. Halswirbel	zu niedriger oder zu hoher Bluthochdruck, Kopfschmerzen, Migräne, chronische Müdigkeit oder Schlaflosigkeit, Schwindel, halbseitige Lähmungserscheinungen
2. Halswirbel	Augenprobleme, vor allem Altersweitsichtigkeit; Probleme mit den Nebenhöhlen, Sprachstörungen
3. und 4. Halswirbel	Probleme mit Zähnen und Ohren, auch Tinnitus; Akne
5. Halswirbel	Halsschmerzen, Heiserkeit, Kehlkopfentzündungen
6. Halswirbel	Mandelentzündungen, Arm- und Schulterschmerzen
7. Halswirbel	Schilddrüsenprobleme; Depressionen und Ängste
1. Brustwirbel	Tennisarm, Sehnenscheidenentzündung
2. Brustwirbel	Herzbeschwerden, Ängste, zu niedriger oder zu hoher Blutdruck
3. Brustwirbel	Bronchitis, Lungenentzündung, Atembeschwerden, trockener Husten
4. Brustwirbel	Gallenbeschwerden, Gelbsucht; seitliche Kopfschmerzen
5. Brustwirbel	Leberprobleme, niedriger Blutdruck, Blutarmut, Kreislaufschwäche, Gürtelrose, Müdigkeit
6. Brustwirbel	Magenbeschwerden
7. Brustwirbel	Diabetes, Verdauungsbeschwerden, häufiger Schluckauf
8. Brustwirbel	Milzprobleme, Immunschwäche
9. Brustwirbel	Allergien, gestörte Hormonproduktion in den Nebennieren
10. Brustwirbel	Nierenprobleme, Hautprobleme
11. Brustwirbel	Hauterkrankungen, Bettnässen
12. Brustwirbel	Blähungen, Wachstumsstörungen

1. Lendenwirbel	Darmprobleme wie Verstopfung oder Durchfall, Kolitis, Darmblutungen
2. Lendenwirbel	Übersäuerung, Bauchkrämpfe, Blinddarmprobleme, Krampfadern
3. Lendenwirbel	Schwangerschaftsstörungen, Menstruationsprobleme, Wechseljahresbeschwerden, Impotenz, Blasenleiden, Knieschmerzen, Bettnässen
4. Lendenwirbel	Ischias, Hexenschuss, Prostataprobleme
5. Lendenwirbel	Durchblutungsstörungen, Schwellungen und Krämpfe in Füßen und Unterschenkeln
Kreuzbein und Steißbein	Schmerzen in Beinen und Füßen, Ischias, chronische Verstopfung, Unterleibsprobleme; Hämorrhoiden

Es ist aber ebenso möglich, dass Probleme in den betreffenden Bereichen, zum Beispiel Erkrankungen der inneren Organe, verspannte Muskeln und/oder übersäuertes Gewebe eine Blockierung im ihnen zugeordneten Wirbelsäulenabschnitt verursachen (siehe auch Seite 43 f.). Schmerzen der Brust- oder Bauchorgange werden oft nicht am Ort des Geschehens, sondern an anderen Stellen des Körpers empfunden, zum Beispiel im Rücken oder in Armen und Beinen.

Aus der Stelle, an welcher der Schmerz empfunden wird, kann man Rückschlüsse sowohl auf den betroffenen Wirbel als auch auf das eventuell erkrankte Organ ziehen. Im letztgenannten Fall sollte der Klient sofort zu einem Arzt geschickt werden.

Doch zurück zu der Frage, was ein nervös–reflektorischer Funktionskreis ist, beziehungsweise wie ein sogenanntes

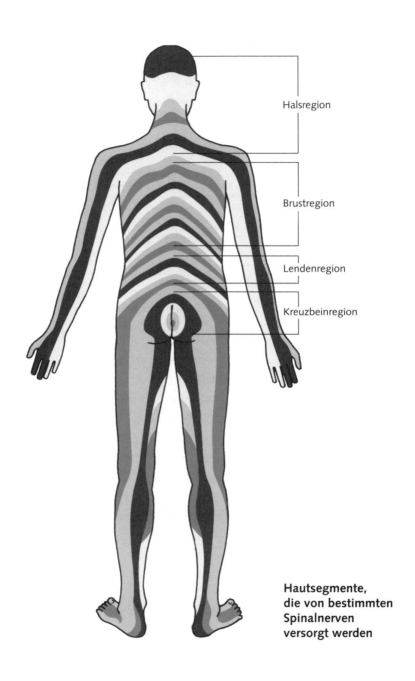

Hautsegmente, die von bestimmten Spinalnerven versorgt werden

- Halsregion
- Brustregion
- Lendenregion
- Kreuzbeinregion

»Schmerzgedächtnis« entsteht. Der Schmerz – wie auch immer ausgelöst, zum Beispiel durch strapazierte Bandscheiben oder eine Beinlängendifferenz mit entsprechender Muskelkontraktion – wird über die sensorischen Nerven zum Rückenmark geleitet und von dort ins Gehirn, wo er bewusst wahrgenommen und verarbeitet wird. Das heißt unter anderem, dass alles, was in Zusammenhang mit diesem Schmerz von Bedeutung ist, zum Beispiel der Ort, wo es schmerzt, und die Stärke des Schmerzes, in einem Schmerzgedächtnis gespeichert wird. Damit hat der Körper etwas gelernt, was ja eigentlich gut ist, denn natürlich will er verhindern, dass es irgendwo wehtut. Die Sache hat aber einen Haken, denn um zu verhindern, dass so ein Schmerz noch einmal auftritt, gibt der Körper seine natürliche Körperhaltung zugunsten einer Schonhaltung auf – und macht damit alles nur noch schlimmer: Die Muskeln verspannen sich dauerhaft und werden hart, im benachbarten Gewebe kommt es zur Übersäuerung; die Nerven, die durch das Bewegungssegment ziehen, geraten unter Druck … Ein Teufelskreis beginnt.

Daher sind Ärzte so sehr darauf bedacht, die Entstehung eines »Schmerzgedächtnisses« zu verhindern, notfalls mit starken Schmerzmitteln. Besser wäre es natürlich, die Ursache des Schmerzes abzuklären und die blockierten Wirbel dann mit Hilfe der Methode Dorn wieder ins Lot zu bringen.

Bisher haben wir übrigens nur von der körperlichen Ebene gesprochen und die Tatsache, dass der Körper seine natürliche Haltung auch aufgibt, um sich vor seelischem Schmerz zu schützen, überhaupt noch nicht berücksichtigt – ebenso wenig wie viele andere Faktoren, von denen sich einige nicht mit unseren westlichen Vorstellungen von Anatomie in Einklang bringen lassen.

Doch neben dem, was wir über unseren Körper zu wissen glauben, gibt es noch viele andere Vorstellungen von (innerer) Anatomie, die auch das nicht so Offensichtliche einbeziehen. Einige davon wollen wir uns gleich etwas näher anschauen, doch bevor wir uns so richtig »verkrampfen« um zu verstehen, was uns zunächst vielleicht sehr fremd vorkommt, möchte ich hier etwas wiedergeben, was ich neulich gelesen habe: In der Eingangshalle eines großen US-Flugzeugkonzerns verkündet eine Inschrift: »Berechnungen unserer Ingenieure haben ergeben, dass die Hummel nicht fliegen kann.« Die Hummel hat davon keine Ahnung und fliegt doch.

So ähnlich ist es auch mit der Methode Dorn. Manche klugen Leute, die viel über Anatomie und Physiologie gelernt haben, sagen: »Das kann gar nicht funktionieren ...« Na ja, manches funktioniert eben doch, auch wenn man (noch) nicht erklären kann, wie.

Die Wirbelsäule aus Sicht traditioneller Medizinsysteme

Traditionelle Medizinsysteme – übrigens nicht nur die östlichen – betrachten den Menschen weder als eine mehr oder weniger gut funktionierende Maschine noch als Krone der Schöpfung, sondern vielmehr als Teil der Natur beziehungsweise als verkleinertes Abbild des Kosmos. Das heißt: Die Kraft, welche der Natur und allen Lebewesen innewohnt, wirkt auch in uns – nicht mehr und nicht weniger.

Die Lebenskraft bei Hippokrates

Bevor wir uns mit östlichen Vorstellungen von der Lebenskraft und ihren Leitbahnen beschäftigen, möchte ich kurz darauf hinweisen, dass dieses Konzept auch bei Hippokrates und seinen Schülern eine sehr wichtige Rolle gespielt hat. *Physis* bedeutete für sie »das Lebendige«, »die Lebenskraft«; das, was sich, »wenn es beschädigt wird oder erkrankt ist«, selbst wiederherstellt. »Das Lebendige erfindet selbst seine Mittel und Wege, sich zu erhalten – ohne Erziehung und Unterricht.« Physiologie (*physiologia*) war die »Lehre vom Kämpfen, Siegen und Ausharren des Lebendigen«, Pathologie (*pathologia*) das Gegenteil, nämlich die »Lehre vom Leiden, Unterliegen und Sterben«. Gesundheit wurde offenbar nicht zuletzt als Willenssache betrachtet, denn im ersten Lehrsatz des Hippokrates lesen wir: »Nicht bloß der Arzt muss bereit sein, das Erforderliche zu leisten, sondern auch der Kranke selbst …« (Zitate aus Hippokrates XIV/11 und XIV/23). Dass die Hippokratiker bestens über die Anatomie der Wirbelsäule und ihre Bedeutung für »viele Krankheiten« informiert waren, habe ich an anderer Stelle bereits erwähnt (siehe Seite 19 f.).

Die chinesische Vorstellung von der Lebensenergie

Das chinesische Wort für Lebensenergie ist *Qi* (japanisch: *Ki*). Es bezeichnet eine Energie, die im gesamten Universum vorhanden ist und sich immer wieder sammelt und zerstreut. Wenn sie sich sammelt, entsteht belebte Materie, zum Beispiel unser physischer Körper. Wenn sie sich zerstreut, löst sich die

Materie wieder auf, und was bisher gelebt hat, stirbt. Im Innern unseres Körpers fließt das Qi in Leitbahnen (Meridianen), welche man mit den Flüssen und Bächen vergleichen kann, die durch eine Landschaft fließen. Wie dort gibt es auch hier größere und kleinere Wasserläufe, wichtige und weniger wichtige, tiefere und mehr an der Oberfläche fließende. An manchen Punkten hat man Zugang zu diesen Flüssen. Die Zugangspunkte für die Meridiane heißen Akupunktur- oder Akupressurpunkte und entsprechen den Häfen oder Bootsanlegestellen an einem Fluss beziehungsweise den Stellen, an denen der Fluss bei Bedarf reguliert werden kann. Wichtig ist nämlich, dass das Qi möglichst immer gleichmäßig fließt und dass weder ein Überschuss noch ein Mangel entsteht.

Das Qi im Körper hat fünf wichtige Funktionen:

- Es ermöglicht körperliche Aktivität und Bewegung.
- Es wärmt den Körper.
- Es schützt gegen äußere Faktoren, die Krankheiten auslösen können.
- Es ermöglicht den Stoffwechsel.
- Es hält die Struktur aufrecht, indem es beispielsweise dafür sorgt, dass Organe, Gefäße und Gewebe an ihrem Platz bleiben und in ihrer Funktion nicht eingeschränkt werden.

Im »Buch des Gelben Kaisers zur inneren Medizin« (*Huang To Nei Jing*), dessen Ursprünge etwa im 2. Jahrhundert vor Christus liegen, werden 44 Meridiane beschrieben, unter anderen die zwölf Organmeridiane, aber auch die »acht außerordentlichen Gefäße« oder »Wundermeridiane«. Dazu gehören *Ren Mai* (das Konzeptionsgefäß) und *Du Mai* (der Gouverneur). Diese beiden Meridiane verlaufen genau auf der Mittellinie des Körpers – *Ren Mai*, auch »Meer des Yin« genannt, auf der Vorderseite und *Du Mai*, auch »Meer des Yang« genannt, auf der Rückseite. Zusammen bilden sie das Herz des Meridiansystems, den kleinen Energiekreislauf.

Wie der Name »Meer des Yang« bereits andeutet, ist *Du Mai* das Sammelgefäß für das Yang-Qi, das von unterhalb des Steißbeins nach oben fließt, und zwar über die Wirbelsäule, die Mitte des Schädels, die Stirn und die Nase bis zur Oberlippe. *Ren Mai*, das »Meer des Yin« beginnt in der Mitte der Unterlippe und fließt von dort nach unten bis zum Beckenboden. Wenn die Zunge am Gaumen liegt, ist der kleine Energiekreislauf geschlossen. Die Gegensatzpaare Yin und Yang können nur gemeinsam eine Einheit bilden, was deutlich wird, wenn man sie nicht nur mit männlich (Yang) und weiblich (Yin) oder aktiv (Yang) und passiv (Yin) assoziiert, sondern auch mit Tag (Yang) und Nacht (Yin), Ruhe (Yin) und Bewegung (Yang), Beine (Yin) und Arme (Yang), Becken (Yin) und Kopf (Yang), Sensorik (Yin) und Motorik (Yang), Parasympathikus (Yin) und Sympathikus (Yang).

Du Mai schafft einen Ausgleich zwischen den Energien der sechs Yang-Meridiane (Magen, Dickdarm, Blase, Gallenblase, Dünndarm und Dreifacher Erwärmer), die in ihn münden. Ihm selbst ist kein Organ zugeordnet, aber er steht in enger Verbindung mit dem zentralen Nervensystem – sowohl in seiner Wirkungsweise als auch in seinem Verlauf. Zu den wichtigsten Du-Mai-Punkten im Bereich der Wirbelsäule gehören Du 4 Mingmen (Tor des Lebens), Du 11 Shendao (Weg des Geistes) und Du 14 Dazhui (Großer Wirbel).

Das »Tor des Lebens« (Mingmen) ist einer der bekanntesten und wichtigsten Punkte im Meridiansystem, denn hier hat man Zugang zur wärmenden Energie der Nebennieren

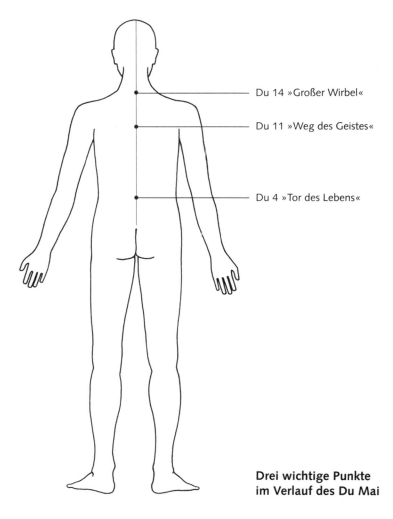

Du 14 »Großer Wirbel«

Du 11 »Weg des Geistes«

Du 4 »Tor des Lebens«

Drei wichtige Punkte im Verlauf des Du Mai

(Meisterpunkt der Feuerniere). Er liegt zwischen den Dornfortsätzen des zweiten und dritten Lendenwirbels. Das Drücken dieses Punktes energetisiert das Hara (Unterbauch/unterer Rücken) und die Beine und hilft ganz allgemein bei Müdigkeit und Erschöpfung.

Der »Weg des Geistes« (Shendao) liegt zwischen den Dornfortsätzen des fünften und sechsten Brustwirbels. Das Drücken dieses Punktes hilft bei Schmerzen im oberen Rücken, entspannt Schultern und Arme und stärkt das Selbstvertrauen. Der »Große Wirbel« (Dazhui) ist der Punkt, in dem sich die sechs Yang-Meridiane kreuzen. Er liegt zwischen den Dornfortsätzen des siebten Halswirbels und des ersten Brustwirbels. Das Drücken dieses Punktes bringt das Qi im Nacken sowie in Schultern und Armen in Fluss und löst Spannungen im Bereich des Kiefers sowie im Hals, im Kehlkopf und im oberen Teil des Brustkorbs. Was heißt »Drücken« oder Massieren »des Punktes«? »Die einfachste Form der Akupressur ist leichter, mittlerer oder fester Druck mit der Kuppe des Daumens, Zeige- oder Mittelfingers auf den Akupressurpunkt« (Eckert, *Tao der Akupressur*, Seite 44).

Akupressur ist zwar kein Bestandteil der Methode Dorn, weshalb ich hier ganz bewusst nur einige Akupressurpunkte als Beispiele erwähne, aber ich habe im Laufe der Zeit festgestellt, dass ich sie manchmal rein zufällig einsetze. Anders als so oder über die elektrische Leitfähigkeit des Bindegewebes (siehe Seite 45) lässt sich nämlich nicht erklären, wieso eine Dorn-Behandlung gelegentlich auch Beschwerden zum Verschwinden bringt, die sich nicht über den Verlauf der Spinalnerven erklären lassen.

In diesem Zusammenhang möchte ich noch kurz auf einen weiteren Meridian eingehen, der über den ganzen Rücken und zu einem großen Teil auch in unmittelbarer Nähe zur Wirbelsäule verläuft: den Blasenmeridian.

Der Blasenmeridian beginnt am inneren Augenwinkel und läuft über Stirn, Kopf, Nacken, den gesamten Rücken, die

Rückseite des Beins und die Außenseite des Fußes bis zum kleinen Zeh. Er ist der längste Meridian des ganzen Körpers und in seinem Verlauf gibt es viele Stellen, an denen der Qi-Fluss vermindert oder sogar ganz blockiert sein kann. Allgemein wirkt die Massage dieses Meridians entspannend. Interessant ist, dass über die sogenannten Fernpunkte in der Kniekehle, am Unterschenkel und am Fuß Beschwerden behandelt werden können, die an weit entfernten Stellen des Körpers auftreten, wie beispielsweise Kopfschmerzen. Ich möchte an dieser Stelle auch nicht versäumen, darauf hinzuweisen, dass die sogenannten Organmeridiane mehr sind als Leitbahnen, die ein bestimmtes Organ mit Energie versorgen. Es handelt sich vielmehr um Funktionskreise, die noch viel mehr beinhalten. Im Fall des Blasenmeridians geht es neben der Aufnahme und Ausscheidung des von der Niere produzierten Harns (Funktion des Organs Blase) auch um die entspannenden und regulierenden Funktionen des zentralen und des autonomen Nervensystems. Zu den geistigen Funktionen dieses Meridians gehört die Fähigkeit, Gegebenheiten mit Toleranz zu akzeptieren und flexibel darauf zu reagieren.

Die Wirbelsäule im Yoga

Nach indischer Auffassung gibt es ein unendliches Bewusstsein namens *Prakriti Shaki*. Dieser Begriff wird manchmal auch mit »Natur« übersetzt, bedeutet aber eigentlich »unmanifestiertes Universum« oder »unendliches Bewusstsein«. Dieses Bewusstsein, das sein Wesen stets behält, schränkt sich sozusagen freiwillig ein, um sich als *Kundalini Shakti* auf die Ebene zu begeben, auf der materielle Erfahrungen gemacht

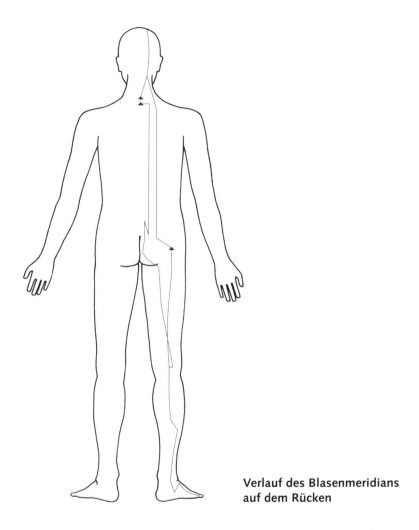

Verlauf des Blasenmeridians auf dem Rücken

werden können. Zusammengerollt wie eine Schlange schlummert diese ursprüngliche Kraft am untersten Punkt der Wirbelsäule, bis sie erweckt wird. Außer dieser zunächst passiven Kraft gibt es noch zwei aktive Kräfte: die Lebenskraft (*Prana*) und den denkenden, unterscheidenden Geist (*Chitta*). *Prana* wird mit dem Atem in Verbindung gebracht und durchströmt den Körper in Energiebahnen (*Nadis*), die den Meridianen vergleichbar sind. In Zusammenhang mit der Wirbelsäule sind aber vor allem die drei Hauptkanäle Ida, Pingala und Sushumna interessant. Sushumna verläuft mitten durch die Wirbelsäule vom Kreuzbein/Steißbein-Bereich bis ins Gehirn und bildet den Kanal, in dem die Kundalini aufsteigt, nachdem sie geweckt wurde. Links davon entspringt Ida, der Kanal, der Prana durch das linke Nasenloch aufnimmt. Er entspricht den parasympathischen Nerven und ist eher beruhigend und kühlend wie der Mond. Pingala, der Kanal, der Prana durch das rechte Nasenloch aufnimmt, entspricht den sympathischen Nerven und ist eher aktivierend, antreibend und voller Hitze wie die Sonne.

Entlang der Wirbelsäule liegen sechs der insgesamt sieben Chakras. Das sind Zentren, in denen die Lebensenergie gesammelt, transformiert und verteilt wird. Das siebte Chakra liegt über dem Scheitel des Kopfes und stellt sozusagen unsere Verbindung zum Kosmos oder zum Himmel dar, während wir über das erste Chakra mit der Erde verbunden sind.

Chakras sind ebenso wenig in einem Anatomieatlas zu finden wie Meridiane, und doch lassen sich manchmal erstaunliche Übereinstimmungen feststellen. Beispielsweise entsprechen einige der Energiezentren den Nervengeflechten: das zweite Chakra dem Beckengeflecht (*Plexus lumbosacralis*), das dritte dem Sonnengeflecht (*Plexus solaris*), das vierte dem Herzgeflecht (*Plexus cardialis*). Die einzelnen Chakras werden den Abschnitten der Wirbelsäule wie folgt zugeordnet:

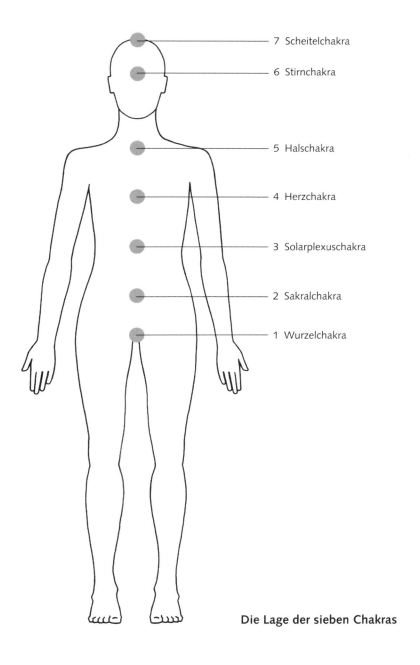

Die Lage der sieben Chakras

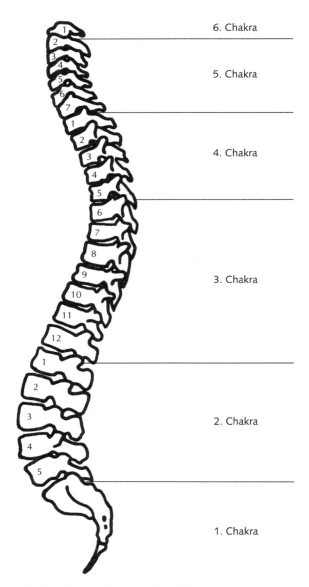

Die Zuordnung der einzelnen Wirbelsäulenabschnitte zu den Chakras

AUF DEM WEG ZUR LEICHTIGKEIT DES SEINS

Die drei traditionellen Modelle, die ich im letzten Kapitel vorgestellt habe, gehen ganz selbstverständlich davon aus, dass der Mensch ein Teil der Natur ist und die Wirbelsäule so etwas wie die Achse, die Himmel und Erde, das Geistige und das Materielle miteinander verbindet. Energie ist buchstäblich von Natur aus da, denn was das ganze Universum belebt, belebt auch uns. Eigentlich gäbe es aus dieser Sicht überhaupt keinen Grund, schwach und krank zu sein oder mit schmerzendem Rücken durchs Leben zu gehen, denn könnte die Energie in uns so fließen, wie es von der Natur vorgesehen ist, wäre »das Lebendige« durchaus in der Lage »sich selbst immer wiederherzustellen« und uns könnte im wahrsten Sinne des Wortes nichts umhauen.

Doch offenbar ist dieser Idealzustand »den Göttern« vorbehalten, denn alle anderen müssen in einer unvollkommenen Welt leben und sich selbst um Harmonie – die Vereinigung der Gegensätze – bemühen. Das ist nicht einfach, denn es gibt eine Unmenge von Gegensätzen, die in Harmonie gebracht werden wollen. Die folgende Tabelle nennt nur einige von ihnen, macht aber hoffentlich auch deutlich, dass

65

Wunsch	Wirklichkeit
Ruhe	Bewegung
einatmen	ausatmen
langsam	schnell
Ende	Anfang
innen	außen
Instinkt/Gefühl	Verstand/Vernunft
weich	hart
Erde	Himmel
Nacht	Tag
beugen	strecken
introvertiert	extrovertiert
konservativ	progressiv
Körpervorderseite	Körperrückseite
Bauch	Kopf
Schlaf/Traum	Wachzustand

es »gut« oder »schlecht«, »richtig« oder »falsch« in diesem System nicht gibt. Jedes Paar steht für die beiden Seiten ein und derselben Medaille.

Alles, was wir haben und erleben, hat zwei Seiten, ist also weder gut noch schlecht, sondern immer beides und meist noch vieles dazwischen. Doch leider können wir das in den allermeisten Fällen nicht erkennen, weil wir reflexartig auf die Gegebenheiten und Belastungen unseres Alltags reagieren: Entweder kämpfen wir und strengen uns übermäßig an, damit um jeden Preis alles so bleibt, wie es ist, oder höchstens noch besser wird. Oder wir kuschen ständig und resignieren schließlich, weil wir enttäuscht sind und die Hoffnung auf ein besseres Leben längst aufgegeben haben. In beiden Fällen haben wir den Kontakt verloren – zur Natur und zu uns selbst. Das Gleichgewicht zwischen Geben und Nehmen ist gestört – und wir sind uns dessen häufig noch nicht einmal bewusst.

Kommt Ihnen das zu esoterisch vor? Nun, es geht auch wissenschaftlicher: Nach jahrzehntelangen Forschungen erkannte der Mediziner Hans Selye im Jahr 1936, dass es »Anpassungskrankheiten« gibt, Krankheiten also, die keine rein körperliche Ursache haben, sondern durch »Stress« entstehen. Den Begriff »Stress« hatte Selye aus der Physik entlehnt, um der »unspezifischen Reaktion des Körpers auf jegliche Anforderung« einen Namen zu geben. Selye sagte: »Das Geheimnis von Gesundheit und Glücklichsein liegt in einer erfolgreichen Anpassung an die ständig wechselnden Lebensbedingungen auf diesem Globus. Krankheit und Unglück sind die Strafen für ein Versagen in diesem großen Anpassungsprozess« (Seyle, zitiert nach Hanna, Seite 62).

Zwei Lebensgeschichten mit offenem Ende

Max

*Als der Feigenbaum ohne Frucht da stand, sah keiner ihn an.
Im Wunsch, Früchte zu tragen und Lob zu bekommen, ließ er
sich von den Menschen verbiegen und brechen.*

Leonardo da Vinci

Max war ein Spätentwickler. Als Kind »träumte« er gern vor
sich hin und beschäftigte sich am liebsten allein mit allen
möglichen Dingen, die anderen »irgendwie seltsam« vorka-
men. In der Grundschule hatte er »Schwierigkeiten«. Die
Lehrerin sprach sogar von »Wahrnehmungsstörungen«, aber
entsprechende Untersuchungen ergaben nichts. »Warten Sie
ab, bis der auf eine *richtige* Schule kommt.« Das sagte der
Neurologe, und er sollte recht behalten. Auf dem Gymna-
sium stellte sich heraus, dass Max eine außergewöhnliche
Begabung für Mathematik und Physik hatte. Er war zwar
immer noch »irgendwie seltsam«, aber mittlerweile auch interessant, denn immerhin gewann er ständig Preise bei *Jugend
forscht,* und zwar für Erfindungen, die er ganz offensichtlich
ohne die Hilfe seiner Eltern und Lehrer gemacht hatte.
Plötzlich war er das »Genie« und alle sonnten sich in seinem
Glanz, auch seine Lehrer. Schlechte Noten gehörten der Vergangenheit an – nicht nur in Physik. Aus Max dem Zurück-
gebliebenen war auf einmal Max der Überflieger geworden.
Der ehemals »verträumte« Junge durfte sogar eine Klasse
überspringen und machte mit 17 Jahren Abitur. Noten-

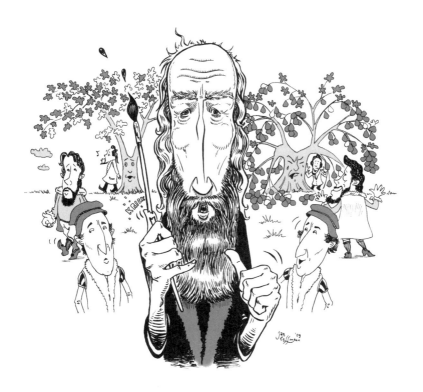

durchschnitt: 1,2. Da war es kein Problem, einen Studienplatz zu bekommen und danach einen Job. Ein Headhunter engagierte Max vom Fleck weg, nachdem er sein Examen gemacht hatte. Noch bevor er »Moment mal« sagen konnte, saß Max in der Entwicklungsabteilung eines großen Konzerns und lieferte eine geniale Lösung nach der anderen. Er war sozusagen auf geniale Lösungen abonniert. Klar war aber auch, dass alles immer noch optimiert werden konnte. Max optimierte. Max saß täglich stundenlang in Konferenzen. Max wirkte an Fünfjahresplänen mit. Max machte Überstunden und verzichtete auf Urlaub, denn schließlich machte er jeden Tag, was ihm Spaß machte – eigentlich …

Dann begannen die Rückenschmerzen. Sie überfielen ihn regelrecht. Morgens beim Aufwachen waren sie plötzlich da und blieben zunächst nur ein paar Minuten, aber mit der Zeit kamen sie immer öfter und hielten sich immer länger. Und wenn sie da waren, fühlte sich Max wie »mitten durchgebrochen«.

Ein Röntgenbild wurde gemacht. Es zeigte, dass die Lendenwirbelsäule stärker als normal nach innen gekrümmt war. Außerdem sprach der Arzt von einer »Degeneration der Bandscheiben« in dem schmerzenden Bereich und stellte Max eine Operation in Aussicht – nicht sofort, aber in »absehbarer Zeit«, denn eins war für den Arzt klar: Das mit den Bandscheiben würde sich nicht »von allein« bessern. Eine vorläufige Besserung wurde mit starken Schmerzmitteln herbeigeführt.

Weil er diese Mittel nicht ständig nehmen wollte, ging Max einmal in der Woche zu einem Masseur, der ihn unter anderem mit der Dorn-Methode behandelte. Danach waren seine Schmerzen immer sofort weg, aber wenn er mal nicht kommen konnte, weil andere Termine wichtiger waren, waren auch die Schmerzen gleich wieder da. Die »Hausaufgaben«, die sein Masseur ihm gab, machte er natürlich nie. Wann denn auch? Dafür blieb einfach keine Zeit.

Irgendwann rief eine ganz alte Freundin an. Sie war zufällig in der Stadt und wollte sich auf einen Kaffee mit Max treffen. Max nahm sich die Zeit für dieses Treffen, denn an Stephanie erinnerte er sich genau. Die hatte ihn nie »seltsam« gefunden, sondern sich immer für seine Erfindungen interessiert. Stephanie war mittlerweile Leiterin einer Schule für asiatische Kampfkünste. Auch sie hatte sozusagen ihr Hobby zum Beruf gemacht. Sie sprachen über ihre Arbeit und davon, wie gut sie es doch eigentlich hatten: Wir verdienen Geld mit dem, was wir gern tun. Max dachte nach und meinte dann: »Für mich stimmt das nicht mehr so ganz. Statt mich auf das zu konzentrieren, was ich richtig gut kann, Entwickeln und »Erfinden« nämlich, verbringe ich mittlerweile deutlich mehr Zeit mit Dingen, die mir überhaupt nicht liegen: Konferenzen mit irgendwelchen Marketingleuten zum Beispiel. Wenn ich denen was Neues vorstelle und die dann so verständnislos aus dem Anzug schauen, fühle ich mich an meine Grundschulzeit erinnert. Aber letztlich sind die es, die meinen Wert bestimmen, und zwar exakt danach, wie gut sich meine Erfindungen verkaufen …«

»So siehst du das?«, fragte Stephanie verwundert. »Du bist es doch, der mit seinen Erfindungen den Wert dieser ganzen Firma bestimmt. Was würde denn passieren, wenn du dort weggehst?«

Max dachte nach. »Na ja, ich glaube schon, dass sich die Konkurrenz freuen würde, wenn ich dorthin wechseln würde, aber was würde sich für mich ändern?«

»Natürlich nichts, wenn du mit dieser Einstellung dorthin gehst. Aber wenn du deine Einstellung änderst, kannst du überall hingehen – und sogar hierbleiben. Probier es einfach mal aus. Gleich morgen. Du gehst in die Konferenz mit den Marketingleuten, stellst deine Sachen vor – von denen du weißt, dass sie gut sind – und denkst zur Abwechslung mal nicht: *Hoffentlich mögen die mich. Hoffentlich gelingt es mir, ihnen klarzumachen, dass meine Ideen super sind …* Du denkst einfach: *Meine Ideen sind super. Und ob die mich mögen oder in China ein Sack Reis umfällt …* Und dann entspannst du dich innerlich und gehst ein kleines bisschen in die Knie, damit sich der untere Rücken entspannen kann und du nicht durchbrichst. Ach, übrigens, wann hast du das letzte Mal Urlaub gemacht?«

Katrin

Wie leicht, ach, gerät man doch zwischen die eine Angst,
dass etwas passieren könnte, und die andere Angst,
dass es nicht passieren könnte.
Kurt Marti

Katrin war »die geborene Schauspielerin«. Das fanden schon die Kindergärtnerinnen, und in der Schule fiel ihr Talent ebenfalls auf. Katrin spielte alle Hauptrollen: die Maria im Krippenspiel des Kindergartens und später in der Schule noch viele, viele andere. Allen war klar: Katrin wird Schauspielerin. Aber Katrin wurde Lehrerin. Nicht dass sie nicht gut genug gewesen wäre für die Schauspielschule. Im Gegenteil. Sie hatte sogar zwei Zusagen von bedeutenden Schulen bekommen, bei denen sie zum Vorsprechen gewesen war. Als sie nicht wusste, wie sie sich entscheiden sollte, hatte sie eine Freundin um Rat gebeten. Die Freundin, die eigentlich Redakteurin bei einer Zeitung werden wollte, hatte gerade eine Absage auf ihre Bewerbung bekommen und überredete Katrin nun, sich gemeinsam mit ihr an der Uni einzuschreiben: Deutsch und Geschichte, Lehramt.

Katrins Eltern wunderten sich zwar, sagten aber nichts, denn eigentlich waren sie froh, dass sich ihre Tochter in letzter Minute doch noch für ein »solides« Studium entschieden hatte. Wenn Katrin später gefragt wurde, warum sie das getan

72

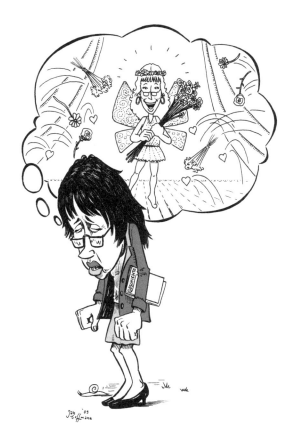

hatte, wusste sie keine Antwort. Manchmal sagte sie: »Ich bin nicht zur Schauspielschule gegangen, weil ich plötzlich Angst vor der eigenen Courage hatte.« Und so war es wohl.

Als Lehrerin war Katrin nicht schlecht, jedenfalls solange sie vor der Klasse stand. Es war wie auf der Bühne: Je mehr Präsenz sie zeigte, desto besser gingen die Schüler mit. Leider waren nicht alle Schüler auf ihrer Seite, und leider machte Katrin manchmal Dinge im Unterricht, die im Lehrplan nicht vorgesehen waren. Das gab Ärger mit manchen Eltern und der Schulleitung. In Diskussionen mit unzufriedenen Eltern und ihrem Schulleiter zog Katrin stets den Kürzeren, denn da ging es um Themen, die, wie sie fand, gar nichts mit dem zu tun hatten, was sie ihren Schülern vermitteln wollte. Auch im Gespräch mit manchen Kollegen, die ihren Unterricht seit Jahrzehnten nach dem gleichen Schema abspulten, hatte sie regelmäßig das Gefühl, gegen eine Wand zu rennen und dort abzuprallen wie ein Gummiball. Und wenn sie am Wochenende mit alten Freunden sprach, die einen weniger soliden Berufsweg eingeschlagen hatten und sich jetzt beispielsweise als freie Schauspieler verdingten, bekam sie zu hören: »Deine Sorgen möchte ich haben. Als Beamter mit Pensionsberechtigung hat man doch ausgesorgt und außerdem jede Menge Ferien, in denen man machen kann, was man will. Gründe doch eine Theatergruppe an deiner Schule.«

Katrin machte einen halbherzigen Versuch, diese Idee in die Tat umzusetzen, doch leider stand mal wieder eine Vorschrift im Weg: »Um an unserer Schule eine Theatergruppe zu leiten, müssen Sie eine staatliche Prüfung in Darstellendem Spiel abgelegt haben.«

»Ich könnte eine Zusatzausbildung in Darstellendem Spiel machen und eine Prüfung ablegen, aber dann hätte ich noch mehr Stress. Und später würden sich vielleicht gar nicht genug Schüler für die AG anmelden. Schön wäre es natürlich schon, wieder was mit Theater zu machen. Aber wer weiß, ob die Ausbildung das hält, was sich alle davon versprechen …«

Eines Morgens konnte Katrin den Kopf nicht mehr drehen und den rechten Arm nur noch unter großen Schmerzen bewegen. Nachdem sie es irgendwie geschafft hatte, sich anzuziehen, ließ sie sich mit dem Taxi zum Unfallchirurgen fahren. Der machte ein Röntgenbild, sprach von »Ablagerungen« im Schultergelenk und behauptete, dies sei ab einem »gewissen Alter« normal. Gewisses Alter? Katrin wagte nicht zu widersprechen, fand aber, dass 36 keinesfalls ein »gewisses Alter« war. Oder etwa doch?

In der Woche, in der sie krankgeschrieben war, vergrub sie sich zu Hause, empfing keinen Besuch und dachte über ihre »fatale« Situation nach: 36, keine feste Beziehung, keine Kinder, beruflich irgendwie fehl am Platz, aber abgesichert – bis ins Rentenalter.

»Ich sitze fest«, sagte sie sich. »Ich muss das machen, bis ich pensioniert werde. Ich bin zu alt, um noch einmal von vorn anzufangen. Wäre ich damals nur auf die Schauspielschule gegangen. Wäre ich nur ein bisschen mutiger gewesen. Jetzt gibt es eigentlich nur noch einen Ausweg: Frühpensionierung – oder wenigstens Beurlaubung aus Gesundheitsgründen.«

»Beurlaubung aus Gesundheitsgründen« – so heißt das tatsächlich, aber in Wirklichkeit ist es natürlich eine Beurlaubung wegen Krankheit, und Katrin war oft krank: Migräne, Tinnitus, Stimmbandentzündung, Bronchitis, Magenbeschwerden, Knieprobleme – »typische Lehrerkrankheiten« eben …

Dies sind fast echte Fallgeschichten. Von echten Geschichten unterscheiden sie sich vor allem dadurch, dass ihre Botschaft (hoffentlich) deutlich wird, weil sie so »typisch« sind: Erfolg ist schön, wenn wir ihn genießen können und uns nicht von anderen darauf »programmieren« lassen, um scheinbar geliebt und anerkannt zu werden. Und: Wer aus lauter Angst vor möglichem Misserfolg überhaupt nichts mehr wagt, ist vielleicht abgesichert, aber nicht besonders lebendig. Echte Lebensgeschichten liegen immer irgendwo dazwischen. Aber auch in echten Lebensgeschichten gibt es Menschen, die den Betroffenen gute Ratschläge geben. Darauf, ob diese Ratschläge – so gut sie auch sein mögen – wirklich umgesetzt werden, haben sie jedoch keinen Einfluss.

Spüren, was man tut

Wie diese beiden Geschichten deutlich machen sollten, gibt es prinzipiell zwei Arten von Stress: scheinbar positiver Stress (*Eustress*) – man könnte ihn auch als den »Rausch des erfolgreichen Handelns« bezeichnen – und scheinbar negativer Stress (*Distress*), der entsteht, wenn wir uns den Anforderungen des Lebens nicht gewachsen fühlen. Und es gibt zwei reflexartige Reaktionen auf die beiden Stressarten: Handeln (also immer mehr Leistung bringen, immer ehrgeiziger werden, aktiv sein bis zum Umfallen) und Rückzug (immer weniger Leistung bringen, immer lethargischer werden, sich immer weniger zutrauen, sich immer mehr Sorgen machen). Thomas Hanna spricht in diesem Zusammenhang vom Start- und vom Stopp-Reflex.

Der Start-Reflex macht uns handlungsbereit. Er spannt sozusagen den Bogen, der von der Wirbelsäule und den Rückenstreckern gebildet wird. Diese ziehen sich zusammen, und es kann losgehen. Die Haltung, die wir einnehmen, wenn der Start-Reflex aktiviert ist, signalisiert Offenheit: Augen und Mund sind geöffnet, die Brust ist geschwellt, der Bauch eingezogen (getreu dem Motto: »Brust raus, Bauch rein«), die

Knie sind durchgedrückt, die Oberschenkelmuskeln ange-spannt: Wir sind bereit, in die Welt zu gehen und uns den Herausforderungen zu stellen, die dort auf uns warten.

Der Stopp-Reflex bewirkt das Gegenteil: geschlossene Augen, zusammengebissene Zähne, hängender Kopf, hoch-gezogene Schultern, nach vorn geneigter Rumpf, zur Faust geballte Hände, gebeugte Knie. So sieht jemand aus, der ge-rade eine Niederlage einstecken musste und sich jetzt am liebsten unsichtbar machen würde.

Natürlich handelt es sich hier um zwei Extreme, und Menschen, die aussehen wie die oben Beschriebenen, wird man selten auf der Straße antreffen. Dennoch sollten wir uns darüber im Klaren sein, dass dies die beiden Grundreflexe sind, die von bedrohlichen Situationen ausgelöst werden (üb-rigens nicht nur bei Menschen, sondern auch bei vielen Tie-ren). Reflexe zeichnen sich dadurch aus, dass sie automatisch ablaufen (wir führen die entsprechenden Bewegungen nicht absichtlich oder willentlich aus) und dass sie auch durch Ge-fühle ausgelöst werden können. Das heißt: Es spielt über-haupt keine Rolle, ob wir wirklich herausgefordert, bedroht oder gedemütigt wurden oder nicht. Es genügt, dass wir uns herausgefordert, bedroht oder gedemütigt *fühlen*, damit die oben beschriebenen Reflexe ausgelöst werden.

Nun ist ein Reflex ja an sich nichts Schlimmes, im Ge-genteil: Reflexe sind sehr nützlich, wenn es darum geht, uns vor Gefahren zu bewahren. Die Frage ist nur, wie oft sie ausgelöst werden und – das ist in unserem Zusammenhang interessant – wie lange die entsprechenden Muskeln ange-spannt bleiben.

Normalerweise läuft eine reflexartige Reaktion (beispiels-weise auf einen Fremdkörper im Auge) etwa so ab:

77

Alarmreaktion: Der Fremdkörper fliegt ins Auge, die Lider schließen sich blitzartig. Die Muskeln um die Augen ziehen sich zusammen.

Widerstand: Es wird vermehrt Tränenflüssigkeit produziert, um den Fremdkörper auszuschwemmen.

Erschöpfung: Die Lider öffnen sich wieder, die Muskeln der Augenpartie entspannen sich.

Stellen Sie sich vor, was passieren würde, wenn Sie nach einem solchen Erlebnis aus lauter Angst, es könne sich wiederholen, die Augen für immer fest geschlossen hielten. Das würde Ihren Körper nicht nur enorm viel Energie kosten, sondern natürlich auch dazu führen, dass Sie nichts mehr sehen und wahrscheinlich auch Kopfschmerzen bekommen, weil die Augenmuskeln verkrampfen und dadurch immer härter werden.

Genau das passiert mit sämtlichen Muskeln, die durch das Auslösen der oben beschriebenen Reflexe (Start- und Stopp-Reflex) angespannt werden. Wenn sie die Phase der Erschöpfung (Entspannung) immer seltener erleben, weil die Reflexe ständig ausgelöst werden, werden sie immer härter, und das hat irgendwann zur Folge, dass das Skelett (Wirbelsäule, Extremitäten und sämtliche Gelenke) regelrecht in ein Korsett aus verspannten Muskeln »eingesperrt« wird. Dieses Korsett drückt auf Wirbel und Gelenke, klemmt Nerven ab, verursacht Atembeschwerden und Bluthochdruck, beeinträchtigt die Tätigkeit der inneren Organe und vieles mehr.

Verstärkt wird es noch durch jene Muskeln, die wir vielleicht nicht reflexartig, wohl aber gewohnheitsmäßig ständig anspannen, weil wir, während wir mit bestimmten Dingen beschäftigt sind, unseren Körper einfach vergessen. Wir sitzen beispielsweise stundenlang vor dem Computer und starren mit vorgestrecktem Kopf auf den Bildschirm, ohne zu spüren, wie wir dabei die Nackenmuskeln anspannen. Von den anderen Muskeln und von den Gelenken, die dabei beansprucht werden, ganz zu schweigen.

Die meisten von uns wissen gar nicht mehr, wie sich das anfühlt: freie Bewegung, ein federnder Gang, Sitzen ohne Anstrengung (ohne Rückenlehne!). Das, was eigentlich ganz leicht gehen sollte, geht zum Teil überhaupt nicht mehr.

Im Rahmen der Aktion *Kid-Check*, initiiert von der Universität des Saarlandes, Saarbrücken, werden seit 1999 Kinder und Jugendliche auf Haltungsschwächen untersucht. Im Frühjahr 2008 lag ein Zwischenergebnis vor: Von insgesamt 1600 Kindern im Alter von sechs bis 17 Jahren waren 40 Prozent nicht in der Lage, ihren Körper im Stehen aufrecht zu halten. Was heißt das? Die Kinder fielen ins Hohlkreuz, ließen den Kopf nach vorn fallen und die Schultern hängen. Bei vielen neigte sich der Körper deutlich nach vorn oder hinten. Nach Aussagen der Wissenschaftler sind solche Haltungsschwächen bei Kindern, die viel Zeit vor dem Computer verbringen, besonders ausgeprägt.

Ich will hier gar nicht weiter auf das Problem der Haltungsschäden eingehen (wer sich dafür interessiert, kann mein Buch *Die ganzheitliche Methode Dorn* lesen), und schon gar nicht möchte ich über die »ach so schädlichen Angewohnheiten der Jugendlichen« jammern. Es geht mir vielmehr darum, deutlich zu machen, dass Haltungsschäden beziehungsweise Schäden, die durch schlechte Gewohnheiten und zu häufiges Auslösen von »Überlebensreflexen« entstanden sind, durchaus korrigiert werden können – auch wenn sie schon jahrzehntelang bestehen.

Ich behaupte: Alles, was sich der Körper im Laufe des Lebens angewöhnt hat, kann er sich auch wieder abgewöhnen. Und alles, was er im Laufe des Lebens gelernt hat, kann er auch wieder verlernen – und umgekehrt.

An dieser Stelle sei noch einmal ausdrücklich darauf hingewiesen, dass wir hier von funktionellen Störungen sprechen. Das heißt: Der Arzt kann keine körperliche Ursache der Probleme feststellen, aber die Befindlichkeit des Patienten ist trotzdem schwer gestört, und dies manchmal über Jahrzehnte.

Während einer Dorn-Behandlung wird etwas (ein Abschnitt der Wirbelsäule oder ein Gelenk) »zurechtgerückt« beziehungsweise wieder in seine von der Natur vorgesehene Position gebracht. Danach gibt es erst einmal Muskelkater. Die Muskeln machen auf sich aufmerksam, und der betreffende Mensch hat nun Gelegenheit, genau hinzuspüren, wie anders es sich anfühlt, wenn der Wirbel oder das Gelenk wieder richtig sitzt. Manchmal fühlt es sich zunächst »seltsam« an, so, als sei da plötzlich »nichts« mehr. Stimmt, da ist nichts mehr, das einengt, und genau das ist ungewohnt, weil es ja so lange Zeit anders war.

Nun denkt sich der Patient vielleicht: »Das ist ja toll. Meine Schmerzen sind weg. Ein Wunder ist geschehen.« Das Wunder ist aber nur von Dauer, wenn auch das Muskelkorsett auf Dauer locker bleibt und alles nicht gleich wieder zunichtemacht.

Es genügt also nicht, sich über die neu gewonnene Leichtigkeit zu freuen und dann zur Tagesordnung überzugehen. Vielmehr ist der Betreffende nun aufgerufen, ein Gefühl für dieses Neue zu bekommen, das ja eigentlich das Alte, Ursprüngliche, Natürliche ist, und dieses Gefühl auf Dauer in seinen Körper zu integrieren, es zu seinem neuen Körpergefühl werden zu lassen. Und das geht nur über Achtsamkeit und ständige, diesmal richtige Bewegung. Deshalb ist es einerseits so wichtig, dass der Patient die Übungen, die der Dorn-Behandler für ihn aussucht, auch wirklich regelmäßig macht. Andererseits muss sich der betreffende Mensch darüber klar werden, was er vorher falsch gemacht hat, damit er es jetzt ganz bewusst richtig machen kann.

Dorn-Behandler sind Wegweiser. Sie geben Ihnen sozusagen einen kleinen ersten Schubs in die richtige Richtung, und auch das nicht ohne Ihr Zutun. Während der Behandlung sind Sie die ganze Zeit in Bewegung. Der Behandler übt mit seinem Daumen Druck auf einen Abschnitt der Wirbelsäule aus, während Sie die Muskeln in diesem Bereich in Bewegung setzen. Man könnte es auch so sehen: Der Behandler stellt lediglich seinen Daumen zur Verfügung, damit sich an dieser Stelle etwas selbst zurechtrücken kann. Nützlicher Nebeneffekt: Der Daumendruck»weckt« die vorher in der Verspannung erstarrten Muskeln sozusagen auf, und Sie bekommen ein Gefühl dafür, wie sich»freie Bewegung« in diesem Bereich anfühlt. Das ist zunächst alles.

Nun liegt es ganz an Ihnen, was Sie daraus machen. Kein Dorn-Behandler und -Berater, auch sonst kein Therapeut kann Ihnen ein neues Bewegungsmuster»verpassen« oder womöglich eine neue Haltung dem Leben gegenüber. Das müssen Sie schon selbst tun. Wenn Sie jedoch dazu bereit sind, werden Sie merken, dass es zu jeder Zeit und in jedem Alter möglich ist, die verlorene Beweglichkeit, Energie und Lebensfreude zurückzuerhalten.

DORN-BEHANDLUNG UND SELBSTHILFEÜBUNGEN

Bei den Informationen in diesem Kapitel handelt es sich um eine Kurzdarstellung der Methode Dorn für Laien beziehungsweise Patienten – nicht um eine Anleitung oder gar um Lehrmaterial für Anwender der Methode. Die Methode selbst lässt sich nicht aus einem Buch lernen – weder aus diesem noch aus einem anderen. Sie sollte immer von einem erfahrenen Anwender vermittelt und eine Zeit lang unter Aufsicht praktiziert werden. Neulinge, die sofort einen »intuitiv richtigen« Zugang zu dieser Methode haben, sind so selten, dass wir sie hier getrost vernachlässigen können.

Eine Dorn-Behandlung sollte *immer* ein Zusammenspiel zwischen Behandler und behandelter Person sein. Das setzt aufseiten des Behandlers Offenheit und Einfühlungsvermögen voraus (siehe Seite 33 ff.) und aufseiten des Patienten erstens die Bereitschaft, sich überhaupt auf die Behandlung einzulassen, zweitens die Achtsamkeit, die nötig ist, damit der Körper den Impuls zur Selbstheilung annehmen kann, und drittens die Bereitschaft, die verordneten Selbsthilfeübungen regelmäßig zu machen.

Eine Dorn-Behandlung wirkt zwar auch, wenn man nicht an sie »glaubt« oder sie sich nur geben lässt, weil man kurzfristig von Schmerzen befreit werden will. Aber sie wirkt deutlich besser und nachhaltiger, wenn derjenige, der sie annimmt, dies mit der entsprechenden Einstellung tut. Statt zu denken: »Der (oder die) wird es schon für mich richten«, sollten Sie sich lieber sagen: »Hier ist jemand, der mir hilft, es für mich selbst zu richten.«

Das Fundament muss stimmen

Wie ich im ersten Kapitel schon erwähnt habe, ähnelt der Ablauf einer Dorn-Behandlung dem Bau eines Hauses – oder eigentlich der Sanierung eines Hauses, das Haus steht ja schon, wenn auch ein bisschen schief vielleicht. Zuerst wird das Fundament überprüft, denn wenn hier etwas aus dem Lot geraten ist, wirkt sich das auf die gesamte Statik des Hauses aus.

Am Anfang einer jeden Behandlung – auch jeder Folgebehandlung – steht also immer die Überprüfung der Beinlängen. Unterschiedlich lange Beine kommen sehr häufig vor und sind in der Regel auf Fehlstellungen in den Beingelenken zurückzuführen beziehungsweise auf die Vergrößerung eines oder mehrerer Gelenkspalte. So etwas bezeichnet man als funktionelle Beinlängendifferenz – im Gegensatz zur anatomischen Beinlängendifferenz, die zum Beispiel auf einen Unfall, einen schlecht verheilten Knochenbruch in der Kindheit, angeborene Fehlbildungen oder bestimmte Erkrankungen zurückgehen kann. Letztere können mit der Methode Dorn nicht behandelt werden.

Die Beinlängen werden im Liegen überprüft. Als Patient brauchen Sie dafür weder Kleider noch Schuhe abzulegen. Sie liegen einfach so entspannt wie möglich auf einer Behandlungsliege oder einem Tisch. Der Behandler stellt sich ans Fußende der Liege oder des Tischs, fasst Ihre Füße an den Knöcheln – die Daumen liegen auf den Absätzen Ihrer Schuhe – und hebt Ihre gestreckten Beine an, wobei er sie etwas spreizt und im Halbkreis erst nach außen und dann nach oben führt (das nimmt eventuelle Restspannung aus den Beinen), bis sie in einem Winkel von etwa 60 Grad zur Unterlage stehen.

Und was machen Sie als Patient? Sie winkeln die Knie nicht ab und lassen die Beine gestreckt, und zwar ohne jede Anstrengung. Im Grunde tun sie einfach ganz bewusst nichts. Versuchen Sie nicht, dem Behandler Arbeit abzunehmen, indem Sie sich »leicht machen«. Achten Sie sich lieber darauf, dass Sie das Atmen nicht vergessen und aufmerksam verfolgen, was in Ihrem Körper geschieht.

Es gibt zwei Gründe, warum Ihre Beine für diese Überprüfung angehoben werden. Würden Sie stehen oder einfach mit ausgestreckten Beinen auf dem Rücken liegen (dabei gehen Sie automatisch mehr oder weniger ins Hohlkreuz), könnte es sein, dass die Beinlängendifferenz durch einen leichten Schiefstand der Hüfte ausgeglichen wird. Wenn die Beine jedoch angehoben werden, liegt das Kreuzbein automatisch flach auf der Unterlage auf, der Rücken trägt das gesamte Gewicht des Rumpfes, und das Gewicht der Beine liegt im Idealfall fast ganz in den Händen des Behandlers. Das heißt: Die Beine werden nicht belastet und die Muskeln ziehen nicht am Becken. Ein weiterer Grund dafür, dass die Beine angehoben werden, ist, dass Sie selbst sehen können, um wie viel länger eines im Vergleich zum anderen ist. Und das können Sie natürlich am besten erkennen, wenn Sie die Absätze Ihrer Schuhe vor Augen haben. Deshalb haben Sie die Schuhe anbehalten.

Der Behandler merkt oder notiert sich, wie groß der Längenunterschied zwischen den beiden Beinen ist. Dieser Wert wird nach jedem der nun folgenden Behandlungsschritte (Einrichten der Beingelenke von unten nach oben) überprüft. Auf diese Weise kann man feststellen, in welchen Gelenken eine eventuell nötige Korrektur vom Körper angenommen wurde. *Behandelt wird übrigens immer das längere Bein.*

Prüfung und Korrektur der Sprunggelenke

Der Behandler bittet Sie, Ihre Zehen beziehungsweise die Fußspitze in Richtung Schienbein zu ziehen. Dann bringt er mit der einen Hand den Fuß in seine normale Stellung (das ist die Stellung, in welcher der ganze Fuß auf dem Boden steht und Fuß und Unterschenkel einen Winkel von 90 Grad bilden), während er mit der anderen Druck auf die Ferse ausübt. Dieser Handgriff wird zweimal ausgeführt, und zwar einmal nach innen und einmal etwas mehr nach außen, womit auch eine mögliche Fehlstellung im oberen Sprunggelenk behandelt wäre. Während die Richtung gewechselt wird, darf kein Druck ausgeübt werden.

Jetzt werden die Beinlängen ein zweites Mal überprüft. Wenn der Unterschied geringer geworden ist, zeigt Ihnen der Behandler die folgende Selbsthilfeübung für die Sprunggelenke, die Sie so lange mehrmals am Tag machen sollten, bis sich die Muskeln und Sehnen wieder gefestigt haben.

Selbsthilfeübung für die Sprunggelenke

Machen Sie mit dem Bein, an dessen Sprunggelenk Sie arbeiten wollen, einen Schritt nach vorn und achten Sie dabei darauf, dass die ganze Fußsohle auf dem Boden steht. Schieben Sie das Knie nun ohne Druck so weit wie möglich über den Fuß hinaus, bis es mindestens über den Zehenspitzen steht. Belasten Sie nun den Fuß, indem Sie Druck darauf ausüben – hinten etwas mehr als vorn, jedoch ohne die Zehen anzuheben – und stellen Sie das Bein unter diesem Druck gerade. Das ist eine ganz natürliche Bewegung, die Sie auch beim Rückwärtsgehen machen.

Prüfung und Korrektur der Kniegelenke

Sie liegen auf dem Rücken, während der Behandler Ihr Knie auf 90 Grad anwinkelt und damit gleichzeitig einen rechten Winkel zwischen Becken und Oberschenkel herstellt. Dann übt der Behandler mit der einen Hand Druck auf den oberen Teil der Wade aus, während er mit der anderen auf die Kniescheibe drückt. Unter diesem, an zwei Stellen ausgeübten Druck (auf die Kniescheibe und den oberen Teil der Wade) wird das Bein gestreckt und wieder auf der Unterlage abgelegt.

Nun werden die Beinlängen ein drittes Mal überprüft. Wenn sich die Differenz durch Einrichten des Kniegelenks verringert hat, zeigt Ihnen der Behandler die folgende Selbsthilfeübung für das Kniegelenk.

Selbsthilfeübung für das Kniegelenk

Stellen Sie den Fuß so auf eine etwas höhere, feste Unterlage (Hocker, Treppenstufe), dass Unter- und Oberschenkel einen Winkel von 90 Grad bilden. Das nicht abgewinkelte Bein fungiert als Standbein. Der Fuß steht mit der ganzen Sohle auf dem Boden. Dann drücken Sie mit der einen Hand von oben auf die Kniescheibe, während Sie mit der anderen die Wade unterhalb der Kniekehle umfassen und von dort Gegendruck in Richtung Kniescheibe ausüben. Unter diesem Druck und Gegendruck bringen Sie das Bein wieder in die Gerade.

Wenn Ihnen diese Übung im Stehen zu beschwerlich ist, können Sie sie auch im Sitzen machen. Wichtig ist aber auch hier, dass Ober- und Unterschenkel beider Beine einen rechten Winkel bilden und dass die Füße mit der ganzen Sohle auf dem Boden stehen. Während Sie nun Druck und Gegendruck auf die Kniescheibe ausüben, verlagern Sie Ihr Gewicht auf dieses Bein, stehen auf und bringen das Bein so automatisch in die Gerade. Erst wenn das Bein wieder gerade ist, nehmen Sie die Hände vom Knie weg und damit auch den Druck.

Prüfung und Korrektur der Hüftgelenke

Bei diesem Behandlungsschritt ist Ihre aktive Mitarbeit gefragt. Es geht hier nämlich noch mehr als bei den anderen Übungen darum, möglichst genau mitzubekommen, wie sich die Bewegung anfühlt beziehungsweise, was sich während der Bewegung im Körper abspielt. Das ist deshalb so wichtig, weil Sie diese Übung auch allein machen müssen –

als Selbsthilfeübung (siehe unten), und dies so oft, bis sie Ihnen sozusagen in Fleisch und Blut übergegangen ist.

Zunächst heben Sie das Bein so an, dass zwischen Rumpf und Oberschenkel sowie zwischen Ober- und Unterschenkel jeweils ein Winkel von 90 Grad entsteht. Dabei achten Sie darauf, dass der Oberschenkel genau in der Mitte steht, also nicht nach außen oder innen kippt. Dann legen Sie die Hand auf die Unterseite des Oberschenkels, und zwar an die Stelle, wo der Oberschenkel ins Gesäß übergeht, und üben dort einen leichten Zug oder Druck aus, den Sie konstant beibehalten, während das Bein wieder abgelegt wird. Der Behandler zeigt Ihnen, was Sie machen müssen. In einigen Büchern über die Methode Dorn heißt es, dass der Behandler »das Bein mit leichtem Druck in Richtung Hüfte (gegen den Widerstand der Hand) gestreckt« ablegt. Wir sind aber mittlerweile dazu übergegangen, die Übung möglichst nur von den Patienten selbst machen zu lassen.

Anschließend werden die Beinlängen ein letztes Mal überprüft. Vielleicht müssen Sie auch ein paar Schritte gehen, damit der Behandler besser sehen kann, ob sich etwas Entscheidendes verändert hat. Sollte sich herausstellen, dass das längere Bein zwar kürzer geworden ist, beide Beine aber noch immer nicht gleich lang sind, wird das Einrichten aller Beingelenke noch zwei bis drei Mal wiederholt, bis die Hüfte »richtig sitzt«. Wenn dies erreicht ist, ist schon viel gewonnen, denn jetzt stimmt das Fundament.

Selbsthilfeübung für das Hüftgelenk

Als Selbsthilfeübung machen Sie die Übung genau so, wie oben beschrieben – im Liegen oder auch im Stehen. Wenn Sie stehen, während Sie die Übung machen, halten Sie sich mit der freien Hand fest und heben das betroffene Bein so weit an, dass zwischen Unterkörper und Oberschenkel ein Winkel von 90 Grad entsteht. Nun legen Sie die Hand an die beschriebene Stelle und üben einen leichten Druck oder besser gesagt Zug aus, während Sie das Bein mit einem angedeuteten Storchenschritt absetzen. Den Zug am Oberschenkel behalten Sie so lange bei, bis beide Füße wieder genau nebeneinanderstehen.

Diese Übung ist das Kernstück der Methode Dorn, und es wurde schon viel darüber diskutiert, was dabei eigentlich passiert. Leute, die sich gut mit Anatomie auskennen, sagen: »Es kann überhaupt nicht sein, dass man auf diese Weise das Hüftgelenk ein paar Zentimeter weiter in die Gelenkpfanne schiebt« und vermuten, die Bewegung fände in Wirklichkeit im Iliosakralgelenk statt. Ich sage: Wo genau die Bewegung stattfindet, ist weniger wichtig, als dass die Übung wirkt. Und dass sie wirkt, steht außer Frage, denn es zeigt sich einfach immer wieder, dass allein durch Anwendung dieser Übung Beinlängendifferenzen von bis zu drei Zentimeter ausgeglichen werden können.

Deshalb ist es so wichtig, diese Übung zu machen, bis sie einem in Fleisch und Blut übergegangen, also zur Gewohnheit geworden ist. Das ist so oft, wie Sie sich wieder hinstellen, nachdem Sie gesessen haben. Und das ist, selbst wenn Sie Ihrem Gefühl nach »den ganzen Tag sitzen«, ziemlich oft. Überlegen Sie einfach mal, wie oft sie sich aus einer sitzenden Haltung erheben: morgens auf der Bettkante, vom Frühstückstisch, aus dem Auto, vom Schreibtischstuhl, vom Stuhl in der Kantine, vom Schreibtischstuhl, vom Stuhl im Besprechungsraum, aus dem Auto, vom Esstisch, aus dem Fernseh-

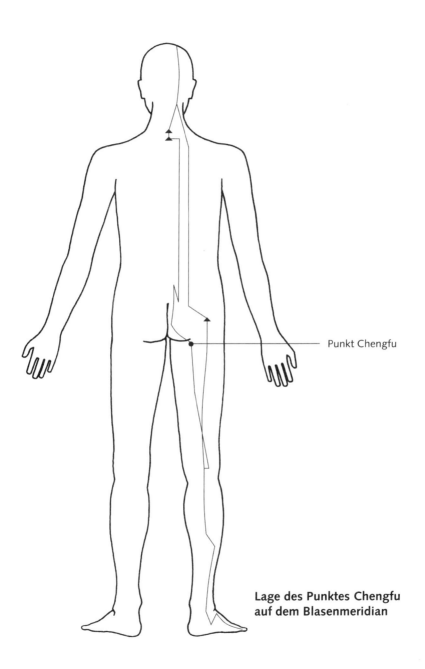

Punkt Chengfu

**Lage des Punktes Chengfu
auf dem Blasenmeridian**

sessel, vom Stammtisch, aus dem Kinosessel, aus dem Auto ...
Wenn Sie diese Übung wirklich ernst nehmen, machen Sie
sie vielleicht fünfzig Mal am Tag oder sogar öfter. Und damit
trainieren Sie Ihre Muskeln und Bänder im Hüftbereich besser als mit jeder Kräftigungsübung, die Sie vielleicht nur einmal am Tag machen.

Möglicherweise gibt es sogar eine »energetische« Erklärung
für die Wirksamkeit dieser Übung. Es ist wahrscheinlich, dass
dabei der Punkt Chengfu (B 36) auf dem Blasenmeridian
stimuliert wird. Dieser Punkt liegt »in der Gesäßfalte, in der
Mitte der Oberschenkelrückseite«. Seine Massage »bringt im
unteren Rücken und im Becken gestautes Qi in Fluss und
leitet es in die Beine ...« und »erhöht die energetische La-
dung im Becken und in den Beinen« (Eckert, Seite 216).

Wenn das Becken schief steht

Das Becken − Zentrum des Körpers und Basis der Wirbelsäule − ist vor allem auf Festigkeit und Stabilität angelegt. Sie werden dadurch gewährleistet, dass sämtliche Beckenknochen entweder fest zusammengewachsen oder nur
sehr wenig beweglich miteinander verbunden sind. Darm-
bein, Sitzbein und Schambein verbinden sich etwa ab dem
15. Lebensjahr fest zum Hüftbein. Die beiden Hüftbeine
wiederum haben vorn eine knorpelige Verbindung über die
Schambeinfuge, während sie hinten über die beiden Kreuz-
bein-Darmbein- oder Iliosakralgelenke mit dem Kreuzbein
verbunden sind. Eigentlich handelt es sich auch hier weniger um Gelenke als um knorpelige Verbindungen, deren

Bewegungsmöglichkeiten durch straffe Bänder sehr stark eingeschränkt sind.

Probleme gibt es, wenn das Becken dauerhaft in eine Schieflage gerät, zum Beispiel durch unterschiedlich lange Beine oder permanente einseitige Belastung. Ein solcher Beckenschiefstand wirkt sich auf die Statik der gesamten Wirbelsäule aus, zieht auf Dauer die Kreuzbein-Darmbeingelenke in Mitleidenschaft und kann sogar bewirken, dass sich das Kreuzbein verschiebt.

Ein erfahrener Behandler kann einen Beckenschiefstand schon von außen erkennen. Als Patient stehen Sie leicht nach vorn gebeugt und mit beiden Fußsohlen ganz auf dem Boden. Wenn der Behandler nun beide Daumen auf die Beckenkämme legt und an ihnen entlangfährt, kann er an seinen Handkanten ablesen, ob eine Seite des Beckens höher steht als die andere. Das ist allerdings nicht ganz einfach und man braucht viel Erfahrung und ein gutes Augenmaß, um die geringe Differenz als solche zu erkennen. Es kann aber auch sein, dass eine Seite des Beckens weiter nach hinten oder vorn steht als die andere, das Becken also sozusagen in sich verdreht ist. Einen solchen Schiefstand erkennt der Behandler am deutlichsten, wenn er von oben an der Wirbelsäule des stehenden Patienten entlangschaut.

Behandlung: Als Patient stellen Sie sich mit dem Bein, auf dessen Seite der Beckenkamm heraussteht, auf eine kleine Erhöhung, zum Beispiel ein Brett, und stützen sich auf einem Tisch oder der Behandlungsliege ab. Der Behandler steht hinter Ihnen und drückt mit der flachen Hand in Richtung oben und außen auf diesen hervorstehenden Beckenknochen, während er mit der anderen Hand auf der Vorderseite des Beckens dagegenhält. Während der Druck ausgeübt wird, pendeln Sie mit dem gegenüberliegenden Bein, also mit dem Bein, das nicht auf der Erhöhung steht. Wenn rechts gedrückt wird, pendeln Sie mit dem linken Bein und umgekehrt. Das Pendeln mit dem gegenüberliegenden Bein lockert die Muskulatur auf ganz natürliche Weise – nicht zu viel und nicht zu wenig. Diese Behandlung muss höchstwahrscheinlich mehrmals wiederholt werden, bis der Beckenschiefstand wirklich behoben ist.

Selbsthilfeübung bei Beckenschiefstand

Stellen Sie sich in einen Türrahmen, und zwar so, dass die Körperseite, auf welcher der Beckenkamm hervorsteht, genau auf der Türschwelle steht. Wenn es tatsächlich eine Türschwelle gibt und diese hoch genug ist, können Sie sich sogar die Erhöhung unter dem Standbein sparen. Wenn nicht, benutzen Sie ein Brett oder einen dicken Katalog. Drücken Sie den hervorstehenden Beckenkamm fest gegen die Zarge, während Sie das gegenüberliegende Bein aus dem Hüftgelenk heraus locker vor und zurück schwingen.

Selbsthilfeübung zur Mobilisierung des Kreuzbeins

Setzen Sie sich auf eine *harte Unterlage*, zum Beispiel eine Bank oder einen großen Tisch, und zwar so, dass nur Ihr Po Kontakt mit der Unterlage hat, während die Beine frei herabhängen. Legen Sie dann den ganzen Rumpf flach ab, während Sie sich mit den Händen an der Kante des Tischs oder der Bank festhalten. Nun schwingen Sie die gestreckten Beine auf und ab. Dadurch kommen die Lendenwirbel in Bewegung und Kreuzbein, Steißbein und Becken können in ihre ursprüngliche Position zurückkehren.

Mögliche Fehlstellungen der Wirbel

Wie ich schon sagte (siehe Seite 27), werden mit der Methode Dorn vergleichsweise kleine Fehlstellungen eines oder mehrerer Wirbel behandelt, die aber beachtliche Folgen haben können. Erkennen kann man eine solche Fehlstellung an der Position des jeweiligen Dornfortsatzes und der beiden Querfortsätze. Erkennen heißt hier meistens »mit sensiblem Daumen erfühlen«, aber manchmal sind die Fehlstellungen sogar deutlich von außen sichtbar. Dass es sich um eine Fehlstellung und nicht etwa um eine angeborene Fehlbildung oder einfach um eine anatomische Besonderheit handelt, erkennt man daran, dass bereits ein ganz leichter Druck auf den Dornfortsatz eine bestimmte Empfindung beim Patienten auslöst. Das muss nicht unbedingt ein Schmerz sein. Manchmal hat der Patient auch einfach nur das Gefühl, dass sich hier etwas »anders« anfühlt als sonst.

Die häufigste Fehlstellung, die *seitliche Verschiebung des Dornfortsatzes und der beiden Querfortsätze*, finden wir im Bereich der Brust- und Lendenwirbelsäule.

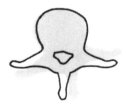

Wenn sie vorliegt, sieht es aus, als sei der Wirbel/seien die Wirbel am Dorn- und an einem Querfortsatz gepackt und ein wenig nach einer Seite hin aus dem Lot gezogen worden. Diese Fehlstellung ist gut zu ertasten und zu korrigieren, nämlich einfach dadurch, dass der Behandler den Wirbel mit seitlichem Druck auf den Dornfortsatz wieder in die Mitte schiebt.

Es kommt aber auch vor, dass Wirbel insgesamt seitlich verschoben sind, und zwar am häufigsten beim sechsten bis neunten Brustwirbel und beim fünften Lendenwirbel. Diese Fehlstellung kann nur an den Querfortsätzen ertastet und dadurch korrigiert werden, dass der Behandler den Wirbel am Dornfortsatz *und* am entsprechenden Querfortsatz egalisiert.

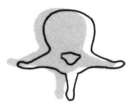

Im Bereich der Halswirbelsäule sind die Wirbel meist seitlich verschoben. Diese Fehlstellung wirkt, als sei der entsprechende Abschnitt der Wirbelsäule zur Seite gedreht worden und habe dann nicht mehr in seine Normalposition zurückkehren können. Man erkennt diese Fehlstellung daran, dass ein Querfortsatz deutlicher heraustritt als der andere. Dort setzt der Behandler denn auch an, um den oder die Wirbel wieder in die richtige Position zu bringen.

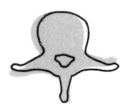

Sehr selten kommt es vor, dass ein Wirbel sozusagen »verschwunden« ist. Das heißt: Der Wirbel ist zur Körpermitte hin verrutscht und lässt sich überhaupt nicht mehr ertasten.

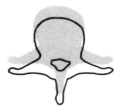

Damit eine solche Fehlstellung korrigiert werden kann, muss sich der Patient beugen, während der Therapeut die beiden Wirbel oberhalb und unterhalb des »verschwundenen« Wirbels mit dem Daumen festhält. So besteht die Chance, dass der verrutschte Wirbel wieder in die richtige Position gleitet.

Die Lendenwirbelsäule

Fehlstellungen der Lendenwirbel werden aufgespürt und behandelt, während Sie als Patient leicht vornübergebeugt stehen und sich mit den Händen auf einem Tisch oder der Behandlungsliege abstützen. Der Behandler legt die Daumen beider Hände rechts und links neben die Wirbelsäule und tastet diese von unten nach oben ab, bis er einen falsch stehenden Wirbel ausfindig gemacht hat. Dieser Wirbel wird nun mit dem Daumen in die richtige Position geschoben, und zwar am Dornfortsatz. Während der gesamten Prozedur pendeln Sie ganz locker und aus der Hüfte heraus mit dem gegenüberliegenden Bein und atmen dabei so langsam wie möglich aus – gern auch möglichst hörbar, denn je entspannter Sie sind, desto besser.

Selbsthilfeübung für die Lendenwirbelsäule

Stellen Sie sich so mit dem Rücken gegen eine nicht allzu spitze Kante (Türrahmen, Schrank), dass Sie Ihre Lendenwirbelsäule deutlich spüren können. Das geht natürlich nur mit lockeren, also nicht durchgedrückten Knien beziehungsweise mit etwas nach vorn gebeugtem Oberkörper. Das jeweilige Standbein wird erhöht, zum Beispiel dadurch, dass Sie sich auf ein Brett oder ein Telefonbuch stellen. Die Kante des Türrahmens oder Möbelstücks liegt natürlich nicht direkt auf den Dornfortsätzen, sondern daneben – erst rechts, dann links. Wenn Sie auf diese Weise eine empfindliche Stelle ausfindig gemacht haben, üben Sie so viel Druck darauf aus, wie Sie noch als wohltuend empfinden. Schmerzen sollte dieser Druck auf keinen Fall. Während der gesamten Prozedur schwingen Sie mit dem gegenüberliegenden Bein ganz locker aus der Hüfte heraus. Das schwingende Bein befindet sich auf der Seite, nach der Sie den Wirbel schieben.

Die untere Brustwirbelsäule

Die gesamte Brustwirbelsäule besteht aus zwölf Wirbeln, die sich insofern von den anderen Wirbeln unterscheiden, als sie mit Rippen verbunden sind und gemeinsam mit diesen und dem Brustbein den Brustkorb bilden. Genauer gesagt heißt das: Je ein Wirbel ist an vier Stellen – rechts und links des

Wirbelkörpers sowie an den Querfortsätzen – über flache Gelenke mit dem entsprechenden Rippenpaar verbunden. Fehlstellungen der unteren Brustwirbel werden auf die gleiche Weise aufgespürt und behandelt wie Fehlstellungen der Lendenwirbel. Als Patient stehen Sie leicht vornübergebeugt und stützen sich mit den Händen auf einen Tisch oder die Behandlungsliege. Der Behandler legt die Daumen beider Hände rechts und links neben die Wirbelsäule und tastet diese von unten nach oben ab, bis er einen falsch stehenden Wirbel ausfindig gemacht hat. Dieser Wirbel wird nun mit dem Daumen am Dornfortsatz in die richtige Position geschoben. Während der gesamten Prozedur pendeln Sie ganz locker aus der Hüfte heraus mit dem gegenüberliegenden Bein und atmen dabei so langsam wie möglich aus – gern auch möglichst hörbar, denn je entspannter Sie sind, desto besser.

Selbsthilfeübung für die untere Brustwirbelsäule
Stellen Sie sich so mit dem Rücken gegen eine nicht allzu spitze Kante (Türrahmen, Schrank), dass Sie Ihre untere Brustwirbelsäule deutlich spüren können. Die Kante des Türrahmens oder Möbelstücks liegt dabei natürlich nicht auf, sondern neben den Dornfortsätzen, erst rechts, dann links. Wenn Sie auf diese Weise eine empfindliche Stelle ausfindig gemacht haben, üben Sie so viel Druck darauf aus, wie Sie noch als wohltuend empfinden. Schmerzen sollte der Druck auf keinen Fall. Während der gesamten Prozedur schwingen Sie mit dem gegenüberliegenden Bein ganz locker aus der Hüfte heraus. Das gegenüberliegende Bein ist das Bein, in dessen Richtung Sie den Wirbel schieben.

Die obere Brustwirbelsäule

Die obere Brustwirbelsäule wird untersucht und behandelt, während Sie als Patient aufrecht auf einem Stuhl sitzen. Dann legt der Behandler die Daumen beider Hände rechts und links neben Ihre Wirbelsäule und tastet diese von unten nach oben ab. Wenn er einen verschobenen oder verdrehten Wirbel gefunden hat, schiebt er diesen mit dem Daumen am Dornfortsatz in die richtige Position. Die nach links verschobenen Wirbel werden nach rechts gedrückt und umgekehrt. Während dieser Prozedur richten Sie den Blick geradeaus, pendeln ganz locker aus dem Schultergelenk heraus mit dem gegenüberliegenden Arm (wenn der Wirbel nach rechts gedrückt wird, ist es der linke Arm) oder mit beiden Armen gegengleich und atmen dabei so langsam aus, wie Sie können, und zwar möglichst hörbar.

Selbsthilfeübung für die obere Brustwirbelsäule
Lehnen Sie sich mit dem Rücken so gegen eine nicht allzu spitze Kante (Türrahmen, Schrank), dass Sie Ihre obere Brustwirbelsäule deutlich spüren können. Die Kante des Türrahmens oder Möbelstücks liegt dabei natürlich nicht auf, sondern neben den Dornfortsätzen, erst rechts, dann links. Wenn Sie auf diese Weise eine empfindliche Stelle ausfindig gemacht haben, üben Sie so viel Druck darauf aus, wie Sie gerade noch als wohltuend empfinden. Schmerzen sollte der Druck auf keinen Fall. Während der gesamten Prozedur schwingen Sie mit beiden Armen ganz locker aus dem Schultergelenk heraus. Achten Sie darauf, dass Sie bewusst ausatmen, während Sie Druck auf die Wirbelsäule ausüben.

Die Halswirbelsäule

Wie die obere Brustwirbelsäule wird auch die Halswirbelsäule untersucht und behandelt, während Sie als Patient aufrecht auf einem Stuhl sitzen. Der Behandler steht hinter Ihnen, legt die Daumen beider Hände rechts und links neben Ihre Halswirbelsäule und tastet diese vorsichtig entlang der Querfortsätze ab. Wenn er verschobene oder verdrehte Wirbel aufgespürt hat, lässt er einen Daumen auf der entsprechenden Stelle liegen und übt einen ganz leichten Druck in die Gegenrichtung aus (nach links, wenn der Wirbel nach rechts verschoben ist, und umgekehrt), während Sie als Patient Ihren Kopf mit kleinen Bewegungen (Nein-Bewegungen) von rechts nach links bewegen. Dabei schauen Sie gerade nach vorn und atmen so langsam wie möglich aus, am besten hörbar.

Eigentlich drücken Sie den entsprechenden Abschnitt Ihrer Halswirbelsäule selbst gegen den Daumen des Behandlers und versetzen dabei die umgebenden Muskeln in Bewegung. Der Behandler bietet Ihnen lediglich den Widerstand, den Sie mit Ihrer Bewegung selbst einfordern.

Selbsthilfeübungen für die Halswirbelsäule

Setzen Sie sich mit aufgerichtetem Oberkörper und gerade nach vorn ausgerichtetem Kopf auf einen Stuhl und legen Sie beide Hände so rechts und links neben Ihre Halswirbelsäule, dass die Fingerspitzen flach auf den Nackenmuskeln aufliegen. Um sicherzugehen, dass Ihr Kopf auch wirklich gerade und aufrecht auf den Schultern sitzt, können Sie sich vorstellen, dass Sie an einem Faden, der an Ihrem Scheitel befestigt ist, nach oben gezogen werden. Wenn Sie nun noch mit den Augen einen Punkt in Augenhöhe fixieren, ist Ihr Kopf in der richtigen Position. Tasten Sie nun die gesamte Halswirbelsäule gleichmäßig von unten nach oben oder von oben nach unten ab und üben Sie mit den Fingern einen leichten Druck aus, während Sie den Kopf ganz leicht nach rechts und links drehen (Nein-Bewegungen). Achten Sie darauf, dass Sie bewusst ausatmen, während Sie über die Nackenmuskeln indirekten Druck auf die Wirbel ausüben.

In der Regel genügt es, diese Übung einmal täglich zu machen. Indem Sie dafür sorgen, dass die haltenden und bewegenden Muskeln im Nacken elastisch bleiben, verhindern Sie automatisch, dass sich einzelne Halswirbel oder ganze Abschnitte der Halswirbelsäule verschieben beziehungsweise nach einer Dorn-Behandlung wieder in die alte Fehlstellung zurückrutschen.

Im Anschluss an eine Dorn-Behandlung der Halswirbelsäule üben Sie ja vor allem um sicherzustellen, dass die behandelten Wirbel auch wirklich in der neuen Position bleiben. In diesem Fall wissen Sie, in welche Richtung der Wirbel oder der Abschnitt der Halswirbelsäule verschoben war, und können die Selbsthilfeübung daher ein wenig abwandeln.

Wenn ein Wirbel oder Abschnitt der Halswirbelsäule beispielsweise nach rechts korrigiert wurde, weil er ursprünglich nach links verschoben war, legen Sie die mittleren Finger Ihrer rechten Hand links neben die Halswirbelsäule und ziehen vorsichtig nach rechts, während Sie den Kopf mit dem Ausatmen ein wenig nach links drehen. Achten Sie darauf, dass Sie nur ganz kleine Drehbewegungen mit dem Kopf machen und dabei ausatmen. Mit dieser Übung, die natürlich auch mit der linken Hand und der Kopfbewegung nach rechts ausgeführt werden kann, unterstützen Sie die Behandlung und sichern ihren Erfolg.

Selbsthilfeübung für die Kiefergelenke
Öffnen Sie den Mund, aber nicht zu weit, und erspüren Sie mit den Daumen oder Fingerspitzen beider Hände die Kiefergelenke. Das beste Gefühl für deren Funktion bekommen Sie, indem Sie den Mund mehrmals öffnen und wieder schließen und die Finger neben die Ohren legen. Dann üben Sie mit den Handflächen Druck auf den Unterkiefer aus und schließen den Mund unter diesem Druck.

Möglicher Nebeneffekt dieser Übung: Während Sie mit leicht geöffnetem Mund Ihre Kiefergelenke erspüren, drückt höchstwahrscheinlich mindestens einer Ihrer Finger den Punkt Tinghui (G2) auf dem Gallenblasenmeridian. Er liegt direkt vor der Ohrmuschel, dort, wo Sie eine deutliche Bewegung wahrnehmen, wenn Sie den Mund öffnen und schließen. Die Massage dieses Punktes bewirkt unter anderem, dass sich eine »verbissene Miene entspannt und die Stimmung aufhellt« (siehe Eckert, Seite 57).

Schultergürtel, Arme und Hände

Verursacht durch einseitige Belastung kann sich der Brustkorb verschieben, was auf der Rückseite des Körpers am besten an der Stellung der Schulterblätter zu erkennen ist und auf der Vorderseite an den Schlüsselbeinen. Beide gehören zum Schultergürtel, der auf jeder Körperseite aus einem Schulterblatt und einem Schlüsselbein besteht, die über ein relativ flaches, ovales Gelenk miteinander verbunden sind. Das Schlüsselbein ist zusätzlich über ein flaches Gelenk mit dem Brustbein verbunden.

Behandlung: Der Behandler drückt mit den Fingern der einen Hand ganz vorsichtig auf dieses Gelenk, während er die andere Hand flach auf das gegenüberliegende Schulterblatt legt und von dort Gegendruck ausübt. Wenn beispielsweise das linke Schlüsselbein vorsteht, steht in der Regel auch das rechte Schulterblatt vor. Der Gegendruck wird also auf das rechte Schulterblatt ausgeübt. Während der gesamten Behandlung pendeln Sie als Patient mit beiden Armen gegenläufig und locker aus dem Schultergelenk heraus.

Selbsthilfeübung

Im Anschluss an die Behandlung können Sie die auf Seite 100 beschriebene Selbsthilfeübung für die obere Brustwirbelsäule machen.

Das Schultergelenk

Die Gelenke an den Armen spielen für die Statik der Wirbelsäule zwar keine ganz so große Rolle wie die Beingelenke, können aber ebenfalls erhebliche Probleme verursachen, wenn sie nicht richtig »sitzen«. Daher werden auch sie bei Bedarf nach der Methode Dorn eingerichtet. Das funktioniert im Prinzip bei allen Gelenken gleich: Das Gelenk wird um 90 Grad angewinkelt. Dann gibt man Druck auf das Gelenk und bringt es unter Aufrechterhaltung dieses Drucks wieder in die Gerade. Viele Gelenke können Sie auf diese Weise selbst einrichten (siehe Selbsthilfeübungen unten). Das Einrichten des Schultergelenks sollte jedoch zunächst von einem Behandler durchgeführt werden.

Als Patient sitzen Sie möglichst entspannt und mit locker herabhängenden Armen auf einem Stuhl. Der Behandler stellt sich seitlich hinter Sie, und zwar auf die Seite, auf der die Schulter gerichtet werden soll. Wie die Beingelenke müssen auch alle Armgelenke zum Einrichten zunächst auf 90 Grad abgewinkelt werden.

Sie erinnern sich, dass Sie zum Einrichten des Hüftgelenks sowohl das Hüftgelenk als auch das Kniegelenk um 90 Grad abgewinkelt haben. Hier winkeln Sie nun das Ellbogengelenk ab und der Behandler greift Ihren Arm mit der linken Hand am abgewinkelten Ellbogen und hebt ihn so weit an, bis Oberarm und Brustkorb einen rechten Winkel sowie Oberarm und Schulter eine Gerade bilden. Die rechte Hand des Behandlers liegt derweil auf Ihrer Schulter und stabilisiert diese, während der Arm mit Druck vom Ellbogen in Richtung Schulter nach unten bewegt wird. Die Stabilisierung der Schulter ist erforderlich, damit der vom Ellbogen ausgeübte Druck auch wirklich im Schultergelenk ankommt.

Selbsthilfeübung zum Einrichten des Schultergelenks

Die Selbsthilfeübung wird im Prinzip genauso gemacht wie oben beschrieben, wenn möglich mit einem Helfer. Es geht aber auch ohne Helfer. Dann können Sie sich die Tatsache zunutze machen, dass sich das Schulterblatt bei Bewegungen des Schultergelenks mitbewegt. Indem Sie das Schulterblatt fixieren, fixieren Sie also auch das Schultergelenk. Wie Sie wissen, kommt es beim Einrichten aller Gelenke darauf an, das Gelenk zunächst auf einen Winkel von 90 Grad zu bringen, es dann zu fixieren und unter Druck wieder gerade zu stellen. Wenn Sie keinen Helfer haben, der das Gelenk von oben fixiert, stellen Sie sich mit dem Rücken an eine Wand und fixieren so das Schulterblatt. Dann strecken Sie einen Arm gerade nach vorn aus und winkeln den Unterarm so an, dass Sie in die Handfläche schauen können. Nun fassen Sie mit der anderen Hand am Ellbogen an, üben Druck in Richtung Schultergelenk aus und bewegen den Arm unter diesem Druck wieder nach unten.

Selbsthilfeübung zum Einrichten des Ellbogengelenks
Lehnen Sie sich mit dem Oberarm gegen eine Wand oder eine andere Fläche, die nicht nachgibt, und winkeln Sie den Unterarm so an, dass Sie in Ihre Handfläche schauen können. Unterarm und Oberarm bilden einen Winkel von 90 Grad. Nun legen Sie die andere Hand möglichst nah am Ellbogen auf den Unterarm und drücken diesen nach unten, bis der Arm wieder in der Geraden hängt.

Sie können diese Übung – sie funktioniert im Prinzip wie die Selbsthilfeübung für das Kniegelenk (siehe Seite 88) – auch im Sitzen machen:

Legen Sie den Arm, an dem Sie das Ellbogengelenk einrichten wollen, vor sich auf eine entsprechend hohe, aber nicht allzu harte Unterlage, zum Beispiel einen Tisch oder ein verstellbares Bügelbrett, und zwar so, dass die Handfläche nach oben weist. Winkeln Sie nun den Unterarm an und achten Sie darauf, dass Sie dabei in Ihre Handfläche schauen. Der Winkel zwischen Unterarm und Oberarm muss auch hier wieder 90 Grad betragen. Üben Sie nun mit der anderen Hand Druck auf das Ellbogengelenk aus und legen Sie den Arm unter diesem Druck gerade ab.

Selbsthilfeübung zum Einrichten des Handgelenks
Die Korrektur des Handgelenks empfiehlt sich nach Überbelastungen aller Art, etwa durch schwere körperliche Arbeit, aber auch durch langes Arbeiten am Computer.

Die Normalstellung des Handgelenks ist die, bei der die Längsachse des Mittelfingers eine Gerade mit dem Unterarm bildet. Aus dieser Stellung heraus winkeln Sie die Hand um etwa 90 Grad nach unten ab. Dafür müssen Sie mit der anderen Hand ein wenig nachhelfen. Umfassen Sie die Finger der nach unten hängenden Hand nun mit der anderen und stellen Sie das Gelenk wieder gerade, während Sie Druck von den Fingern in Richtung Handgelenk ausüben.

Die Fingergelenke

Für das Einrichten der Fingergelenke gelten dieselben Regeln wie für das Einrichten aller anderen Gelenke. Aus der Normalstellung wird der Finger am Gelenk bis auf 90 Grad abgewinkelt und dann mit Druck in Richtung Gelenk wieder gerade gestellt.

Das Daumengrundgelenk spielt insofern eine besondere Rolle, als es beweglicher ist als die anderen Fingergelenke und auch sehr viel anfälliger für Verletzungen, vor allem bei Menschen, die körperlich arbeiten oder bestimmte Sportarten ausüben. Eine typische Verletzung des Daumengrundgelenks ist ein Bänderriss, der dadurch verursacht wird, dass bei einem Sturz oder einer falschen Bewegung ein Gegenstand sozusagen aus der Hand gehebelt wird. Weil das am häufigsten beim Skifahren passiert, spricht man auch vom Skidaumen. Doch auch wenn die Bänder nicht gleich reißen, kommt es häufig vor, dass sie durch zu hohe Beanspruchung und falsche Bewegungen überdehnt werden. Das hat auf Dauer zur Folge, dass sich die Gelenke lockern.

Selbsthilfeübung zum Einrichten des Daumengrundgelenks
Korrigieren Sie zunächst die ersten beiden Daumengelenke, wie oben beschrieben: Aus der Normalstellung wird der Finger am Gelenk bis auf 90 Grad abgewinkelt und dann mit Druck in Richtung Gelenk wieder gerade gestellt.

Bilden Sie dann zwischen Daumen und Zeigefinger einen Winkel von 90 Grad. Das heißt, Sie spreizen den Daumen so weit wie möglich von der Handfläche ab. Fixieren das zweite Daumengelenk mit der anderen Hand, üben Sie Druck in Richtung Daumengrundgelenk aus und bewegen Sie den Daumen unter diesem Druck zurück in die Normalstellung – an der Handfläche anliegend.

DIE BEHANDLUNG »SCHWIERIGER FÄLLE«

In den meisten Fällen zeigt eine Behandlung nach der Methode Dorn sofortige Wirkung: Die Schmerzen sind weg, der Patient freut sich – und macht munter weiter wie bisher. So sollte es natürlich nicht sein, denn die Behandlung ist nur der Anfang. Man kann es gar nicht oft genug sagen und schreiben: Ein Dorn-Behandler ist nur ein Wegweiser. Er heilt nicht und behauptet auch nichts dergleichen, denn er weiß, dass Heilung immer nur Selbstheilung sein kann. Mit einer Behandlung nach Dorn wird sozusagen das Gartentor aufgemacht. Dahinter beginnt der Weg, den der Patient nun allein gehen muss und normalerweise auch allein gehen kann.

Doch was ist mit den »schwierigen« Fällen? Mit denen, die nicht allein durchs Gartentor gehen können? Zugegeben, es gibt Fälle, in denen mehr erforderlich ist als eine Behandlung oder mehrere und die auch den Betroffenen deutlich mehr abverlangen. Einige dieser Fälle wollen wir uns hier etwas näher anschauen.

Hartnäckige Wirbelblockaden

Normalerweise ist es keine große Sache, einen »verrutschten« Wirbel auf die im vorangegangenen Kapitel beschriebenen Weise einzurichten, aber manchmal geht es eben doch nicht so einfach. Was dann? In manchen Büchern über die Methode Dorn steht, dann solle der Behandler den Druck auf den Dornfortsatz erhöhen und den Patienten bitten, dabei auszuatmen. Das ist definitiv kein guter Rat. Er könnte nämlich so verstanden werden: Wenn es nicht einfach und sanft geht, machen wir halt ein bisschen Druck. Eine solche Vorgehensweise führt uns nicht zum Ziel.

Wie ich in den vorangegangenen Kapiteln zu erklären versuchte, sind »verrutschte« Wirbel unter anderem ein Resultat von lang anhaltendem Stress, der zu einseitiger Belastung und entsprechend verspannten Muskeln geführt hat. »Das muss doch gehen«, könnte durchaus genau die Einstellung sein, die das Problem verursacht oder zumindest zu seiner Entstehung beigetragen hat. Daher trägt sie nicht besonders gut zur Lösung des Problems bei. Außerdem könnte es passieren, dass bei dieser Vorgehensweise eine wichtige Regel der Behandlung nach Dorn verletzt wird, nämlich: Der Patient soll nicht über seine Schmerzgrenze gehen.

Auch sollte sich ein Dorn-Behandler Gedanken darüber machen, was er da eigentlich tut: Wir wollen den Körper von negativem Stress entlasten, indem wir etwas adjustieren beziehungsweise wieder an seinen Platz schieben. Dieses Zurechtrücken soll sanft geschehen und keinesfalls gegen den Widerstand des Patienten, denn es hat eine große Wirkung: Letztlich beeinflussen wir auf diese Weise das zentrale Nervensystem und damit das Bewegungsmuster des ganzen Körpers. Und wenn eben dieser Körper die Korrektur – so heilsam sie auch sein mag – im Moment noch nicht annehmen kann, sollte man dies respektieren. Das heißt nicht, dass gleich Hopfen und Malz verloren sein muss, sondern nur, dass dieser Patient mehr Zeit braucht, um wirklich integrieren zu können, was ihm angeboten wird. Hier ist viel Geduld gefragt, und zwar auf beiden Seiten: Der Behandler hat Geduld mit dem Patienten und zwingt ihm nichts auf. Der Patient hat Geduld mit sich selbst und hört nicht auf, die Übungen zu machen, die der Behandler für ihn ausgesucht hat. Wenn die Wirbelblockade »hartnäckig« ist, ist der Patient ausdauernd. Ich sage bewusst nicht: »… ist der Patient auch hartnäckig«, denn die Ausdauer, um die es hier geht, ist eher von freundlicher Natur. Der Patient macht seine Übungen in dem Bewusstsein, dass er damit so etwas wie einen Panzer aufweicht, der vielleicht lange nützlich war, jetzt aber nicht mehr gebraucht wird.

Skoliosen

Bei etwa 80 bis 90 Prozent aller Skoliosen handelt es sich um idiopathische Erkrankungen mit »noch unbekannter Ursache«, die vor allem bei pubertierenden Mädchen zu beobachten sind.

Die extreme Verkrümmung der Wirbelsäule durch eine Skoliose, die am häufigsten irgendwo zwischen dem vierten Brustwirbel und dem vierten Lendenwirbel auftritt, bewirkt außer einer Funktionsbeeinträchtigung der Organe im entsprechenden Bereich, dass der davon betroffene Mensch deutlich kleiner ist, als er sein könnte, wäre seine Wirbelsäule gerade. Ich habe außerdem festgestellt, dass es einen Zusammenhang zwischen der Krümmung der Wirbelsäule und dem Körpergewicht gibt. Eine starke Linkskrümmung der Wirbelsäule geht oft mit Übergewicht einher, während eine starke Rechtskrümmung, die bei Skoliose-Patienten allgemein wesentlich häufiger vorkommt, mit besonderer Schlankheit bis Magerkeit verbunden ist.

Obwohl Skoliosen immer noch als unheilbar gelten, wurden schon viele Menschen, die daran litten, mit der Methode Dorn erfolgreich behandelt. Allerdings gilt hier noch mehr als bei allen anderen Behandlungen: *Niemand kann Sie heilen. Sie heilen sich immer nur selbst.* Um eine Skoliose zu heilen oder auch nur zu lindern, brauchen sie vor allem viel Geduld und Ausdauer. Auch mit Hilfe der Methode Dorn sind hier keine schnellen Erfolge zu erwarten. Der Heilungsprozess dauert länger (meist mindestens sechs Wochen) und die Mitarbeit des Patienten ist in hohem Maße gefragt. Wie bei allen anderen Dorn-Behandlungen kontrolliert der Behandler zunächst die Beinlängen, um eventuelle statisch bedingte Ursachen der Skoliose aufzuspüren und zu beseitigen. Danach richtet er die Wirbelsäule Abschnitt für Abschnitt von unten nach oben: Becken mit Kreuzbein und Steißbein, Lendenwirbelsäule, untere Brustwirbelsäule, obere Brustwirbelsäule, Halswirbelsäule.

Zu jedem Abschnitt bekommt der Patient Hausaufgaben, die er oder sie gewissenhaft machen muss. Das heißt: Die Übungen müssen eine festgelegte Zeit lang mindestens dreimal täglich gemacht werden, wenn der Erfolg der Behandlung dauerhaft sein soll.

Während der gesamten Behandlung dürfen keinerlei Anstrengungen unternommen werden, die dem Aufbau der Rückenmuskulatur dienen. Die Rückenmuskeln sollten nicht hart sein, damit Veränderungen an der Wirbelsäule überhaupt möglich sind und sich die Wirbel anschließend an die veränderten Verhältnisse gewöhnen können. Wie ich oben schon sagte: Es geht hier nicht darum, einen Panzer zu verstärken, sondern ihn allmählich aufzuweichen.

Nach etwa drei Wochen regelmäßigen Übens sollte ein erfahrener Dorn-Behandler bereits eine Verbesserung erkennen können. Vielleicht ist der betreffende Abschnitt der Wirbelsäule dann schon so gerade, dass der nächste behandelt werden kann. Wenn die Verbesserung noch nicht wirklich deutlich auszumachen ist, sollte sich der Patient noch einmal drei Wochen lang mit demselben Wirbelsäulenabschnitt beschäftigen.

Rundrücken

Mit dem Begriff »Rundrücken« wird eine durch falsche Körperhaltung bedingte, verstärkte Kyphose der Brustwirbelsäule bezeichnet. Im Gegensatz dazu ist Morbus Scheuermann eine fixierte Kyphose der Brustwirbelsäule, die sich auch in Bauchlage nicht korrigieren, sprich nach unten drücken lässt und beim Vorwärtsbeugen noch deutlicher hervortritt als beim einfachen Stehen oder Sitzen. Morbus Scheuermann gehört zwar zu den häufigsten Wirbelsäulenerkrankungen bei Jugendlichen, aber ihre Ursachen sind nach wie vor unklar. Man muss davon ausgehen, dass der gebeugte Rücken, der nicht mehr willentlich aufgerichtet werden kann, Ausdruck einer zutiefst gebeugten Seele ist.

Morbus-Scheuermann-Patienten tragen besonders schwer an der Last des Lebens und erschweren sich ihren Alltag meist zusätzlich dadurch, dass sie gegen alles und jeden opponieren. Hinter dieser Grundhaltung steckt ein Mangel an Vertrauen in das Leben, eine Urangst, die höchstwahrscheinlich schon zum Zeitpunkt der Zeugung oder auf jeden Fall in sehr früher Kindheit entstanden ist und vielleicht auf einer unbewussten Ablehnung oder Zurückweisung durch die Mutter und/oder den Vater basiert.

Ob eine Behandlung nach der Methode Dorn bei Morbus Scheuermann erfolgreich verläuft, hängt ganz von der Bereitschaft des Patienten zur Mitarbeit ab. Das zu erreichen dürfte in Anbetracht der oben geschilderten Grundhaltung dieser Patienten das größte Problem sein. Wenn ein Patient selbst bereit ist, das Nötige zur Aufrichtung seiner Wirbelsäule beizutragen, ist schon sehr viel gewonnen. Für die Behandlung selbst gilt Ähnliches wie für die Behandlung von Skoliose-Patienten: Nur Geduld, Ausdauer und ständige Mitarbeit des Patienten führen zum Ziel.

Rundrücken − ob fixiert oder nicht − ist, wie gesagt, ein Problem, das häufig bei Jugendlichen zu beobachten ist. Und für die Behandlung von Jugendlichen gilt die Grundregel: *So wenig wie möglich machen, so viel wie möglich selbst machen lassen.* Wenn man einem jugendlichen Patienten das Gefühl geben kann, dass man ihn nicht allein im Hormongewitter stehen lässt und ihm gleichzeitig eine Menge zutraut, hat man schon viel erreicht.

Ältere Rundrückenpatienten kann man am besten erreichen, indem man geschickt sowohl an ihren Ehrgeiz als auch an ihre Ausdauer appelliert. *Ich will das, ich kann das − und ich halte durch, bis ich es geschafft habe.* Mit dieser Einstellung hat man gute Voraussetzungen, um auch länger bestehende Probleme zu lösen oder zumindest erträglicher zu machen.

Schiefhals

Auch beim sogenannten Schiefhals (*Torticollis*) handelt es sich in sehr vielen Fällen um eine idiopathische Störung, eine Störung also, deren Ursache nicht festzustellen ist. Was man von außen sieht, ist eine fixierte Fehlhaltung des Kopfes, meistens eine Neigung zur Seite. Diese Neigung kann auf Dauer zu einer Skoliose im Halswirbelbereich führen, wodurch sich die Achse zwischen Kopf und Körper verschiebt, was wiederum häufig einen einseitigen Schulterhochstand zur Folge hat.

Der spasmische Schiefhals (*Torticollis spasmodicus*) ist das Symptom einer neurologischen Erkrankung, bei der die Koordination der Muskeln im Hals-Nacken-Bereich gestört ist. Aber warum? Es gibt zwar alle möglichen Vermutungen (Schädigung bestimmter Hirnregionen, Unfallspätfolgen, Stoffwechselerkrankungen etc.), aber ganz genau weiß man es (noch) nicht.

Auch über den Verlauf der Krankheit kann man keine allgemeingültigen Aussagen machen. Tatsache ist jedoch, dass es mit einigen nicht schulmedizinischen Heilmethoden (z.B. Osteopathie) möglich ist, den Krankheitsverlauf günstig zu beeinflussen. Auch mit der Methode Dorn sind Erfolge zu erzielen, aber wie bei allen »schwierigeren Fällen« ist auch hier viel Geduld aufseiten des Patienten wie des Behandlers erforderlich.

Abgesehen von diesen gibt es noch weitere Formen des Schiefhalses. Beispielsweise kann auch eine zunächst nur gewohnheitsmäßig eingenommene Schiefhaltung des Kopfes mit der Zeit zu einer fixierten Fehlhaltung werden. Dann könnte es interessant sein zu untersuchen, warum der Kopf gewohnheitsmäßig schief gehalten wurde. Manchmal gleicht der Schiefhals eine Seh- oder Hörstörung aus (*Torticollis opticus/Torticollis acusticus*). Manchmal steckt aber auch »nur ein Tic« dahinter. Dann spricht man vom psychogenen Schiefhals (*Torticollis mentalis*).

Ich glaube, dass sich in jeder der erwähnten Schiefhalsformen die Seele des betreffenden Menschen zum Ausdruck bringt, seine innere Haltung. Und hier im Hals-Nacken-Bereich kommt viel zusammen. Wie wir der Zeichnung auf Seite 64 entnehmen können, treffen die Einflussbereiche von gleich drei Chakren hier aufeinander: Halschakra (C2 bis C7), Herzchakra (obere Brustwirbelsäule, Schultern und Arme) und Drittes Auge (C1). In meinem Buch *Die ganzheitliche Methode Dorn* bin ich ausführlich auf die Körpersprache dieses Bereichs eingegangen. An dieser Stelle sei nur gesagt, dass es hier nicht nur um Kommunikation und die Auseinandersetzung mit der Umwelt geht, sondern auch um die Auseinandersetzung mit den Extremen im eigenen Charakter. Hier muss ein Gleichgewicht gefunden werden zwischen Kopf und Herz, aber auch zwischen Aggression und Depression, Rechthaberei und Toleranz, Unzufriedenheit und Genügsamkeit, Unentschlossenheit und Handlungsbereitschaft und so weiter.

Spontanheilungen seien bei Schiefhals durchaus möglich und noch nicht einmal selten, heißt es. Das kann ich mir gut vorstellen, denn wenn die Lektion, welche die Seele lernen will, gelernt ist, hat der Körper keinen Grund mehr, an einem solchen Symptom festzuhalten.

DER KÖRPER ALS SPEICHER DER GEFÜHLE UND ERINNERUNGEN

Der Charakter besteht in einer chronischen Veränderung des Ichs, die man als »Verhärtung« beschreiben möchte … Ihr Sinn ist der Schutz des Ichs vor äußeren und inneren Gefahren.
Wilhelm Reich

Körperform und Körperhaltung eines jeden Menschen sind ein Spiegel dessen, was dieser Mensch erlebt und dabei empfunden hat. Und je früher eine Erfahrung gemacht wurde, desto direkter wird daraus eine sogenannte »Wahrheit«: ein Weltbild, eine bestimmte Art zu denken (Glaubensmuster) und zu handeln (Verhaltensmuster). Alles zusammen nennen wir Charakter.

Wilhelm Reich (1897 − 1957) − er gilt unter anderem als Begründer der körperzentrierten Psychotherapie − hat in seinem Buch *Charakteranalyse* zum ersten Mal ganz genau beschrieben, was der Volksmund schon längst wusste, nämlich dass sich Gefühle, die nicht ausgedrückt werden können, in bestimmten Körperregionen niederschlagen (»Das geht mir an die Nieren, … schlägt mir auf den Magen, … war ein Schlag in den Nacken« etc.). Seit Reich wissen wir auch, dass sich der Körper gegen solche Angriffe schützt, indem er an den entsprechenden Stellen »Panzerungen« (dauerhafte Verkrampfungen der Muskulatur, aber auch Fettpolster etc.) ausbildet. Damit beginnt er schon sehr früh, denn der Bildung dieser Körperpanzer liegen bestimmte Grundthemen zugrunde, die im Leben aller Menschen eine wichtige Rolle spielen – in der frühen Kindheit, aber auch im späteren Leben. Es geht eigentlich immer darum, ob wir die folgenden Fragen mit Ja oder Nein beantworten können:

- Bin ich willkommen?
- Werden meine Bedürfnisse anerkannt und befriedigt?
- Darf ich frei und selbstständig sein?
- Werde ich so geliebt, wie ich bin?

Unser Wohlbefinden und unsere seelische und körperliche Beweglichkeit sind entscheidend davon abhängig, wie gut wir uns an möglicherweise nicht ganz so ideale Umstände anpassen können, denn natürlich wird die Antwort auf diese vier Fragen nicht immer ja lauten.

Die oben erwähnten Panzerungen wirken wie eine Rüstung, die uns gegen Angriffe von außen schützt. Ein Beispiel: Damit mein Herz nicht verletzt werden kann, lege ich einen Brustpanzer an. Der engt die Brust zwar ein bisschen ein, erfüllt aber seinen Zweck. Starke Gefühle gehen nämlich immer mit einer Ausdehnung des Brustkorbs einher, und wenn der sich nicht ausdehnen kann, kann ich nicht ganz so leidenschaftlich lieben, nicht ganz so wütend werden, nicht ganz so traurig sein und so weiter. Praktisch eigentlich in einer Welt, die sich große Gefühle ohnehin nur noch im Kino leistet. Es macht mich irgendwie »angepasster«, normaler, leichter einzuschätzen.

Doch leider, leider hat das Ganze auch Nachteile: Der Panzer schluckt jede Menge Energie und schränkt mich auf Dauer nicht nur emotionell ein, sondern auch körperlich und geistig. Die geistige Einschränkung zeigt sich vor allem darin, dass meine Reaktionen und mein Verhalten immer vorhersagbarer werden und ich irgendwann überhaupt nicht mehr merke, dass ich ständig eine Rolle spiele, auch wenn es mal schön oder sinnvoll wäre, ganz ich selbst zu sein. Anders ausgedrückt: Mein Panzer ist mir zur zweiten Haut geworden. Ich habe mich so an ihn gewöhnt, dass ich tatsächlich glaube: »So bin ich eben. Daran kann ich nichts ändern.«

Schlimm wird diese Einstellung, wenn mich der Panzer nicht nur einschränkt, sondern sogar krank macht. Dann wird es höchste Zeit, sich näher damit zu beschäftigen.

Muskelpanzer und Gefühle

Muskelpanzer und Gefühle sind eigentlich nicht voneinander zu trennen. Im Prinzip funktioniert es so: Das Gefühl ist Auslöser für die Bildung des Panzers. Der Panzer schützt vor Verletzungen durch erneutes Auslösen des Gefühls … Und weil das alles schon so früh beginnt, können wir uns praktisch gar nicht dagegen wehren. Andererseits behaupte ich, dass alles, was im Laufe eines Lebens entstanden ist, auch wieder aufgelöst werden kann. Alles, was wir gelernt haben, können wir auch wieder verlernen, vorausgesetzt, wir wenden es ganz bewusst nicht mehr an beziehungsweise gehen ganz bewusst anders damit um.

Im Zusammenhang mit Gefühlen bedeutet dies natürlich nicht, dass wir ganz bewusst nicht mehr fühlen oder uns das Fühlen womöglich ganz abgewöhnen, sondern eigentlich genau das Gegenteil: Wir fühlen, was wir fühlen, und lassen das Gefühl dann wieder los oder erlauben ihm, sich in ein anderes Gefühl zu verwandeln. Gefühle und Emotionen sind nämlich eigentlich eine flüchtige Sache. Das können Sie gut sehen, wenn Sie kleine Kinder auf dem Spielplatz beobachten, die blitzschnell von traurig nach wütend wechseln und sich gleich darauf wieder so richtig freuen. Wenn Erwachsene auch so mit Gefühlen umgehen könnten, hätten sie wahrscheinlich kaum gesundheitliche Probleme, und das Alter würde ihnen sicher auch weniger zusetzen. Grund genug, unsere wichtigsten Gefühle einmal etwas genauer unter die Lupe zu nehmen.

Angst

Angst ist ein menschliches Grundgefühl. Deshalb haben wir sie auch schon in Zusammenhang mit den beiden wichtigsten Reflexen kennengelernt, die ausgelöst werden, wenn wir uns bedroht fühlen (siehe Seite 76 f.). In echten Gefahrensituationen ist die Angst ein mächtiger Schutzmechanismus, der alle Sinne schärft und den Körper veranlasst, genügend Energie für Kampf oder Flucht zur Verfügung zu stellen. Und mehr noch: Hätten unsere Vorfahren keine Angst um ihr Überleben gehabt, hätten sie auch nicht begonnen, Häuser zu bauen, das Feuer zu nutzen, Waffen zu schmieden und alle möglichen nützlichen Dinge zu erfinden. Man kann also durchaus sagen, dass wir der Angst ums nackte Überleben

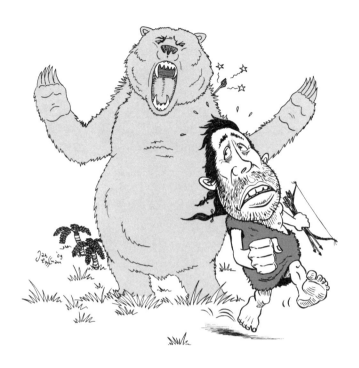

eine Menge zu verdanken haben. Sie hat uns nämlich buchstäblich dorthin »getrieben«, wo wir jetzt sind. Und jetzt können wir gar nicht mehr aufhören zu kämpfen, zu flüchten, zu machen und zu tun. Die gleiche Angst treibt uns immer noch an, obwohl es schon lange nicht mehr ums nackte Überleben geht, meistens jedenfalls nicht. Aber worum geht es dann?

Einfach ausgedrückt kann man sagen, dass wir zwei Dinge brauchen: eine schützende Hülle, ein Haus zum Beispiel oder eine Höhle, und den freien Himmel, unter dem wir uns ungehindert entfalten können. Im Grunde suchen wir alle Sicherheit *und* Freiheit, weil wir beides brauchen, und zwar im richtigen Verhältnis. Das Haus als Symbol für Sicherheit wird zum Gefängnis, wenn wir es nicht mehr verlassen können – aus welchem Grund auch immer. Das heißt: Wir müssen auch gewisse Risiken eingehen, wenn wir uns weiterentwickeln wollen. Und das allergrößte Risiko hat gar nichts mit Draufgängertum zu tun, sondern eher mit Weichheit und Hingabe: Ich öffne mich (für Gefühle, andere Menschen, neue Ideen, Wandel und Veränderung …), nicht etwa, weil ich keine Angst habe, sondern *obwohl* ich Angst habe, möglicherweise zu scheitern und verletzt zu werden.

In allen Religionen ist Angst das Gegenteil von Glauben, Vertrauen und Liebe. Augustinus sagt, Angst sei das Gefühl, welches durch die Trennung von Gott entsteht. Und manche antiken Philosophen hielten Angst sogar für eine »künstliche« Emotion, der am besten mit Gelassenheit zu begegnen sei. Das klingt gut, kann aber leicht missverstanden werden und beispielsweise dazu führen, dass gerade Menschen, die sich besonders bedroht fühlen, ihre Angst ganz weit von sich weisen – als sei es eine unverzeihliche Schwäche, Angst zu haben und dies auch noch zuzugeben. Der Haken an der Sache: Angst, von der man glaubt, sie gar nicht zu haben, wird schnell zum alles beherrschenden Monster.

Das Verleugnen der Angst ist vor allen deshalb so gefährlich, weil es gegen unseren Instinkt geht, gegen das tief in uns verborgene Wissen um die Regeln des Lebens oder, archaischer ausgedrückt: das Gesetz des Dschungels. Tief im Innern sind wir nämlich immer noch Urmenschen, Neandertaler sozusagen, die einen gewissen Grundrespekt vor den Mächten der Natur in sich tragen. Eigentlich wissen wir zum Beispiel, dass Gewitter eine gefährliche Sache sind oder zumindest sein können. Deshalb hat man noch vor gar nicht allzu langer Zeit bei einem herannahenden Gewitter auch im Haus zahlreiche Regeln beachtet: nicht mit Wasser hantieren, nicht duschen oder baden, alle Stecker aus den Steckdosen ziehen, nicht telefonieren. Im Freien gelten diese Regeln sowieso: Badegäste müssen das Schwimmbecken sofort verlassen, Segler und Surfer werden aufgefordert, ans Ufer zu kommen; Spaziergänger sollen schleunigst den Wald verlassen, Wanderer sollen Schutzhütten oder Höhlen aufsuchen. Outdoor-Spezialisten wissen auch, wie man einen drohenden Blitzschlag erkennt und was dann zu tun ist. Kurz zusammengefasst: Spätestens »wenn sich die Haare stellen« (so steht es in den Anweisungen; siehe auch unten bei den körperlichen Symptomen der Angst), gilt es, sich ganz klein zu machen und die sogenannte Gewitterschonhaltung einzunehmen, sprich: in die Hocke zu gehen, die Beine so nah wie möglich zusammenzupressen und sich in dieser Haltung auf die Fußballen zu stellen. In den letzten Jahren hatten wir einige schwere Gewitter, die auch allzu sorglosen Stadtmenschen das Fürchten wieder gelehrt haben. So ist es beispielsweise mehr als einmal vorgekommen, dass ganze Computernetzwerke durch Blitzeinschlag lahmgelegt wurden, und das, obwohl sie sich in Häusern mit Blitzableitern befunden haben.

Ich will hier keineswegs unnötige Ängste schüren, sondern lediglich deutlich machen, dass Angst im Sinne von Respekt vor Mächten oder Gewalten, die höher sind als man selbst, durchaus sinnvoll ist. Nicht umsonst wird immer dann von »höherer Gewalt« gesprochen, wenn der Mensch die Verantwortung für eine Katastrophe nicht mehr übernehmen kann oder will.

Und wo wir gerade beim Thema sind: Manchmal werden Ängste auch durchaus absichtlich geschürt – neuerdings vor allem von den Medien, die bestimmte Themen, wie beispielsweise die angebliche Ausbreitung von Krankheiten (SARS, Vogelgrippe, Schweinegrippe und wie sie alle heißen), genüsslich breittreten, bis auch noch der Letzte ins Grübeln kommt, ob er sich nicht endlich auch dieses oder jenes teure Wundermittel sichern soll, das ihn schützen oder retten wird. All das erinnert manchmal an den Ablasshandel im Mittelalter, wo den Menschen die Befreiung von ihren Sünden mit dem Spruch verkauft wurde: »Wenn das Geld im Kasten klingt, die Seele aus dem Fegefeuer springt.«

Die normalen (also nicht krankhaften) körperlichen Symptome der Angst in einer konkreten Gefahrensituation sind:

• weit aufgerissene Augen und erweiterte Pupillen (erhöhte Aufmerksamkeit)
• erhöhte Muskelspannung (höhere Reaktionsgeschwindigkeit)
• erhöhte Herzfrequenz, erhöhter Blutdruck
• flachere und deutlich schnellere Atmung, manchmal auch Atemnot
• Schwitzen (kalter Angstschweiß), Zittern, gesträubte Haare etc.
• verminderte Magen-, Darm- und Blasentätigkeit

Da versteht es sich eigentlich von selbst, dass Angst nicht zum Dauerzustand werden sollte, und in der Tat klingen diese Symptome meist schnell wieder ab, wenn die Gefahr vorüber ist.

Wenn das Angstmonster allerdings nicht ans Licht kommen darf, sondern ins Dunkel des Unbewussten verbannt wird, kann es sein, dass die Symptome chronisch werden.

Dann leidet der Mensch, der angeblich gar nicht weiß, was Angst ist (schließlich hat er alles fest im Griff), vielleicht ständig unter Kopfschmerzen, zu hohem Blutdruck, Magen-Darm-Problemen und natürlich Rückenschmerzen.

In der traditionellen chinesischen Medizin ist die Angst dem Element Wasser zugeordnet und damit dem Blasenmeridian auf der Rückseite des Körpers (Yang) sowie dem Nierenmeridian auf der Körpervorderseite (Yin).

Zu den psychischen Faktoren, die mit dem Blasenmeridian in Verbindung gebracht werden, gehören unter anderen: Ehrgeiz, Zielstrebigkeit, Tatkraft, Leistungsdenken, aber auch eine Neigung zur Zwanghaftigkeit. Zu den mit dem Nierenmeridian assoziierten psychischen Faktoren gehören Existenzangst und Angst vor konkreten Dingen (Furcht), aber auch Urvertrauen.

Wut

Während die Angst gern »im Nacken« sitzt und uns oft beugt, manchmal sogar lähmt, hat man die Wut eher »im Bauch«, irgendwo in der Nähe des Zwerchfells, und manchmal ist man sogar kurz davor, »vor Wut zu platzen«. Wut ist ein extrem kraftvolles Gefühl, das mit Aggression, Gewalt und Triebhaftigkeit in Verbindung gebracht wird und deshalb in »zivilisierten« Gesellschaften nicht gern gesehen ist – außer vielleicht, wenn jemand so richtig Furore macht.

Furor ist das lateinische Wort für Wut, und das davon abgeleitete italienische Wort *furore* heißt nicht nur Wut, sondern auch Raserei und Leidenschaftlichkeit – durchaus mit posi-

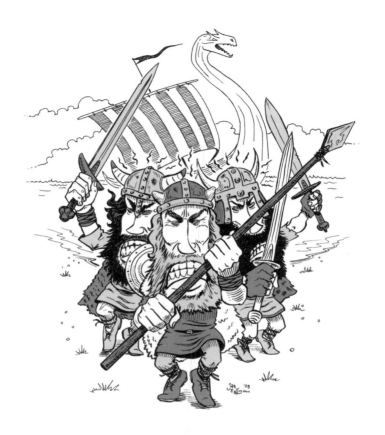

tivem Beiklang. Jemandem, der Furore macht, gelingt es, so viel Leidenschaftlichkeit auszustrahlen, dass der Funke auf andere überspringt. »Ja, ja, die Südländer«, sagen Sie jetzt vielleicht, aber offenbar waren unsere germanischen Vorfahren auch ganz gut, wenn es darum ging, die Kraft der Wut zu nutzen. Als *Furor teutonicus* bezeichneten die Römer den Kampfgeist der Germanen und schrieben zum Beispiel: »Mit der Schnelligkeit und Gewalt eines Feuersturms griffen sie an: tollkühn und unerschrocken, mit tierischen Stimmen und furchtbaren Schreien« (Lukan 39–65 n. Chr.).

Tierische Stimmen? Furchtbare Schreie? Das klingt eigentlich nicht sehr nach den meisten von uns. Sind wir nicht eher zurückhaltend? Stimmt, und zwar im wahrsten Sinne des Wortes, vor allem, wenn es um Wut geht. Wir halten die Wut zurück, weil wir keine Möglichkeit sehen, sie auf angemessene Weise zum Ausdruck zu bringen. Also behelfen wir uns mit Arroganz, Zynismus, Kritik an allem und jedem, Witze auf Kosten anderer und natürlich Jammern und Klagen. Wir würden ja gern was tun, können aber nicht, denn »die da oben sind zwar unglaubliche Nichtskönner, sitzen aber am längeren Hebel«. Oder wir kämpfen ständig gegen alle möglichen Missstände, kommen aber nicht wirklich weiter, weil das, wofür wir da kämpfen, überhaupt nicht unser eigenes Ziel ist. Im schlimmsten Fall werden wir von anderen manipuliert, und bis wir es merken (wenn wir es überhaupt jemals merken), verpufft unsere kostbare Energie einfach. Sicher kennen auch Sie mindestens einen von diesen Menschen, die sich immer mit sehr viel Energie für die Belange anderer einsetzen, aber oft nicht nur das Gefühl haben, darin nicht sehr erfolgreich zu sein, sondern auch darüber klagen, dass sie meilenweit davon entfernt sind, ihre eigenen Ziele zu erreichen.

Menschen, die ihre Wut ständig unterdrücken, wirken entweder kraftlos und resigniert bis depressiv oder aber aufgeblasen und überheblich, ironisch und zynisch. Und weder die einen noch die anderen können im richtigen Moment das Richtige für sich selbst tun, weil ihnen ihre wertvolle Tatkraft nicht zur Verfügung steht, wenn sie gebraucht wird. Vielleicht kennen Sie das: Wieder einmal ist es Ihrem Chef gelungen, Sie zu Überstunden zu überreden. Aber was heißt schon »überreden«? Eigentlich musste er gar nicht viel sagen, weil Sie sich mal wieder zu schnell bereit erklärt haben – freundlich bis unterwürfig oder ein bisschen zickig, mit einem frechen Spruch auf dem Lippen. Das Resultat ist das gleiche: Sie machen die Überstunden. Und dabei hatten Sie sich vorgenommen, diesmal anders zu reagieren und Ihre Ansprüche durchzusetzen. »Wieso lasse ich mir das eigentlich immer bieten?«, fragen Sie sich jetzt. »Wieso habe ich im richtigen Moment nicht die richtigen Argumente parat?«, und »Wieso kann ich meine eigene Sache nicht vertreten, meine Bedürfnisse nicht geltend machen?.«

Der Begriff *Aggression* wird zu Unrecht fast ausschließlich mit Destruktivität in Verbindung gebracht. Er kommt vom lateinischen *aggredi* (»herangehen«) und könnte durchaus auch mit »aus sich herausgehen« übersetzt werden: *Ich gehe aus mir heraus und hole mir, was ich vom Leben brauche, statt mich immer schön brav im Hintergrund zu halten.* So betrachtet und umgesetzt könnte die Wut zu einem Freund werden, statt in Bitterkeit, Groll und Resignation umzuschlagen oder in Zickigkeit.

Interessanterweise haben Menschen, die ihre Wut verleugnen und die nicht in der Lage sind, ihre eigene Sache angemessen zu vertreten, oft Verspannungen im Schulter-Nacken-Bereich. Ihre Handlungsfähigkeit ist buchstäblich »gelähmt«.

In der traditionellen chinesischen Medizin ist die Wut dem Element Holz zugeordnet, das unter anderem für Wachstum und Neubeginn steht, und damit dem Leber- (Yin) und dem Gallenblasenmeridian (Yang). Zu den psychischen Faktoren, die mit diesen beiden Meridianen in Verbindung gebracht werden, gehören Wachstum, Vitalität, Optimismus und jene Fähigkeit, Ideen in die Tat umzusetzen, die man auch als (wilde) Entschlossenheit bezeichnet.

Trauer

Während Wut etwas ist, was auf möglichst »handfeste« Weise zum Ausdruck gebracht werden möchte und dessen Unterdrückung daher viel Energie erfordert, ist Trauer etwas Stilles, das sich tief im Innern abspielt. Der mit der Trauer verbundene Schmerz kann zwar zum Ausdruck gebracht werden, aber die Trauer selbst verlangt nach Rückzug aus der Welt und nach Konzentration auf das Wesentliche.

Das deutlichste körperliche Zeichen der Trauer ist der gesenkte Kopf mit geschlossenen oder von Tränen überfließenden Augen. Die Energie eines trauernden Menschen wird nach innen gezogen, weil sie dort gebraucht wird. Deswegen wirken trauernde Menschen von außen meist sehr blass und schwach.

Trauer gehört zu den großen Gefühlen, mit denen in unserer modernen Gesellschaft oft nicht mehr angemessen umgegangen wird, was unter anderem etwas damit zu tun hat, dass wir kein normales Verhältnis mehr zum Tod haben – weder, wenn er konkret eingetreten ist (jemand ist verstorben), noch, wenn es gilt, einen schweren Verlust zu überwinden (Trennung von einem Partner, Verlust des Arbeitsplatzes etc.).

Viele versuchen ihre Trauer einfach zu verdrängen, indem sie sich in körperliche Aktivitäten stürzen oder ablenken wollen, zum Beispiel, indem sie das Verlorene möglichst schnell zu ersetzen versuchen. Das mag bei einem verlorenen Arbeitsplatz noch klappen, ist aber nach der Trennung von einem Partner eine eher zweifelhafte Sache.

Trauer lässt sich nämlich nicht einfach verdrängen, sondern will gefühlt und verarbeitet werden. Wenn das nicht

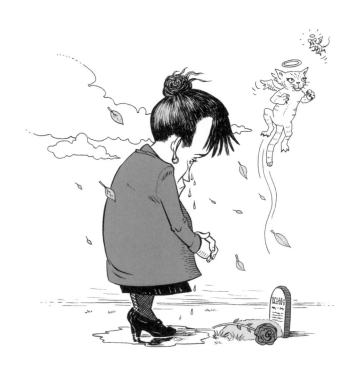

geschieht, zeigt sie sich zum Beispiel in regelmäßig wiederkehrender Niedergeschlagenheit (Depressionen) und einem chronischen Mangel an Lebensfreude.

Beim Trauern geht es, wie schon gesagt, um Abschiednehmen, Rückzug nach innen, Rückzug aus der Welt und Konzentration auf das Wesentliche, damit irgendwann etwas Neues beginnen kann. Das braucht Zeit. Und früher wusste man das auch. Es war ganz genau geregelt, wie lange getrauert wurde. Das wurde vielleicht auch nicht allen gerecht, aber zumindest war der Rückzug der trauernden Person gesellschaftlich akzeptiert. Der Lohn der Trauer und des Rückzugs ist nicht weniger als eine erneute Verbindung mit der Lebensenergie.

Nur wenn wir fähig sind, wirklich Abschied vom Alten zu nehmen und Leere entstehen zu lassen, ohne sie gleich mit irgendeinem Ersatz füllen zu wollen, kann das Neue geboren werden. Und dann kann sich auch der von Trauer gebeugte Mensch wieder aufrichten.

In der traditionellen chinesischen Medizin wird die Trauer dem Element Metall zugeordnet, dem genauen Gegenteil des Elements Holz. Es repräsentiert die Kraft der Konzentration und die Essenz, die den ganzen Kosmos zusammenhält. Diesem Element sind der Lungen- (Yin) und der Dickdarmmeridian (Yang) zugeordnet. Zu den psychischen Faktoren, die mit diesen beiden Meridianen in Verbindung gebracht werden, gehören außer Trauer, Kummer und Einsamkeit auch Kommunikation, Abgrenzung und das Bedürfnis nach Ordnung und Struktur.

Sorge

Sorge hat etwas mit Bedürftigkeit zu tun und wird oft von Menschen an den Tag gelegt, die in ihrer Kindheit, aus welchen Gründen auch immer, nicht genug Liebe und Zuwendung bekommen haben und deshalb ständig das Gefühl hatten, dass ihre Bedürfnisse nicht erfüllt werden. Fürsorge – die sie im späteren Leben oft so übertrieben zur Schau stellen – wurde ihnen selbst nicht wirklich zuteil. Und jetzt fehlt es ihnen vor allem an Erdung und innerer Sicherheit, weswegen sie kein echtes Mitgefühl für andere empfinden können. Ihre Anerkennung und ihre Sympathie muss man sich »verdienen«, denn Selbstsicherheit, die sich nicht beweisen muss,

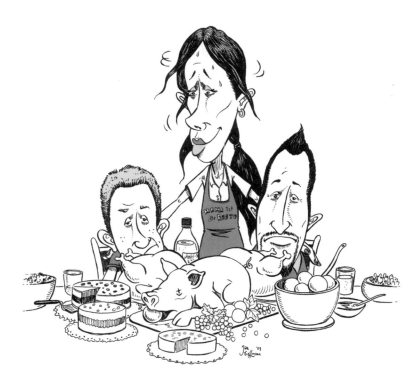

ist ihnen fremd. Sicherheit ist ein ganz großes Thema für sie, und weil sie ständig im Außen auf der Suche danach sind, neigen sie zum Hamstern und zum Sammeln. Sie klammern sich an die scheinbare Sicherheit der Dinge – an materiellen Besitz ebenso wie an angelesenes Wissen und Erinnerungen. Das nostalgische Schwelgen in Erinnerungen an angeblich bessere Zeiten kennzeichnet diese Menschen ebenso wie die übertriebene Fürsorge, mit der sie ihre Lieben manchmal geradezu ersticken. Ein klassisches Beispiel ist die Mutter, die sich für ihren Mann und die Kinder aufopfert und sich selbst nichts gönnt. Solche Mütter neigen dazu, ihre Kinder ständig mit klebrigen Gefühlsbezeigungen zu überhäufen, und üben gern Druck über das Essen aus. *(Dann und dann wird gegessen. Zu Weihnachten gibt es Gans. Bei uns gibt es nur Biogemüse, keine Tiefkühlkost. Ich lege Wert auf gepflegte Mahlzeiten. Ich nähre, also bin ich.)* Bei dieser Art von Fürsorge geht es nicht darum, anderen etwas Gutes zu tun, geschweige denn, ihnen das zu geben, was sie möchten oder brauchen, sondern eher darum, die eigene Unsicherheit (Unfähigkeit, mit beiden Beinen auf dem Boden zu stehen) zu vertuschen und sich überlegen zu fühlen – schlimmstenfalls, indem man sich selbst zum Märtyrer macht. Aber dann hat man ja wieder einen Grund, sich selbst zu bemitleiden und über das Schicksal zu klagen, das es gar nicht gut mit einem meint.

Sorge dich nicht, lebe ist ein bekannter Buchtitel, der daran erinnert, dass Sorgen das Leben deutlich beeinträchtigen können. Das gilt auch und vielleicht sogar ganz besonders für die Sorgen, die man sich um seine sogenannte »Lebensqualität« macht. »Sorgen Sie jetzt vor, damit Sie im Alter Ihren Lebensstandard halten können!« werden wir von allen möglichen Versicherungen ermahnt. Welcher Lebensstandard ist das wohl, den ich mir noch im hohen Alter »leisten« können muss? Ein Haus, zwei Autos, ein Boot, jedes Jahr eine längere Urlaubsreise, schicke Möbel, tolle Kleider …? Alles meins! Da freut sich der Hamsterer. Aber kann er sich wirklich freuen? Tragen all diese Dinge dazu bei, seine innere Leere zu füllen?

In der traditionellen chinesischen Medizin werden die Sorge und das Mitgefühl dem Element Erde zugeordnet, das mit Nahrung und Fruchtbarkeit, Erhaltung des Lebens, Sicherheit und Geborgenheit in Verbindung gebracht wird. Diesem Element sind der Milz-Pankreas- (Yin) und der Magenmeridian (Yang) zugeordnet. Zu den psychischen Faktoren, die mit diesen beiden Meridianen assoziiert werden, gehören außer Sorge und Mitgefühl auch Sympathie sowie die Analyse dessen, was aufgenommen wird, sowohl körperlich als auch geistig. Das heißt: nicht nur sammeln, sondern auch aussortieren.

Freude

Freude ist das Gefühl, das sich am günstigsten auf den Körper auswirkt, denn wer sich freut, öffnet sich und nimmt automatisch eine aufrechte Körperhaltung ein. Das klingt gut, nicht wahr? Aber wenn Sie jetzt Menschen nennen sollten, bei denen vor allem die Freude Spuren im Körper hinterlassen hat, wer würde Ihnen einfallen? So schnell keiner? Na gut, dann machen Sie doch mal ein Experiment: Stellen Sie sich am verkaufsoffenen Sonntag (ja, so etwas gibt es) in eine Einkaufspassage und beobachten Sie die Leute. »Shoppen macht Spaß«, heißt es. Also müssten diese Menschen doch alle fröhlich dreinschauen. Fehlanzeige? Die einzigen, denen die Freude ins Gesicht geschrieben steht, sind die »armen Kinder« aus Afrika oder Indien, die von den Plakaten am UNICEF-Stand lachen – ein krasser Kontrast zu den Frauen der besseren Gesellschaft, die ihre Freizeit opfern, um an diesem Stand Karten zu verkaufen.

Während wir bei den anderen Gefühlen, über die wir bisher gesprochen haben – Angst, Wut, Trauer, Sorge – vor allem die negativen Seiten zu sehen gewohnt sind, weswegen wir sie gern verdrängen oder verleugnen, ist es bei der Freu-

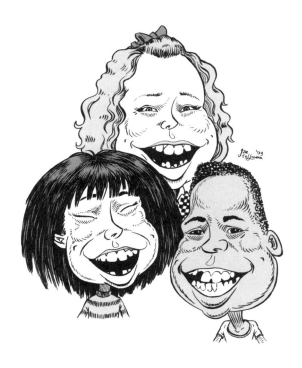

de anders. Die ist eindeutig positiv besetzt – sollte man meinen … Aber warum ist sie dann so selten zu sehen?

Das liegt vor allem daran, dass wir im Grunde unseres Herzens (oder vielleicht müsste man sagen: in den hintersten Windungen unseres Gehirns) glauben, Freude sei eher etwas für die »geistig Armen«. Kleine Kinder dürfen sich noch freuen, aber wenn der »Ernst des Lebens« beginnt, ist »Schluss mit lustig«. Wer sich im Kampf um die besten Plätze in der Arena des Lebens behaupten muss, empfindet höchstens noch Siegesfreude oder Schadenfreude, von der manche ja ohnehin behaupten, sie sei die beste Freude. In einer Leistungsgesellschaft hat die Freude, die von Herzen kommt, ebenso wenig Platz wie beispielsweise Bescheidenheit und

Gelassenheit – ebenfalls Eigenschaften, die eine aufrechte Körperhaltung begünstigen.

Wir trennen zwischen »ernsthafter Arbeit« und »Urlaub«, in dem wir dann mal nach »Herzenslust« all das tun wollen, was wir uns sonst verkneifen. Andersherum wäre es eigentlich besser: Wir tun die meiste Zeit des Jahres mit Freude, was immer wir tun, und fahren in Urlaub, um uns mal so richtig mit dem Ernst des Lebens zu beschäftigen. Freude (48 Wochen): Ernst und Schwere (4 Wochen), das wäre sicher ein gutes Rezept gegen Herzinfarkt.

In der traditionellen chinesischen Medizin wird die Freude dem Element Feuer zugeordnet, das nicht nur mit zwei, sondern gleich mit vier Meridianen in Verbindung gebracht wird: Herz- (Yin), Dünndarm- (Yang), Perikard- (Yin) und Dreifacher-Erwärmer-Meridian (Yang). Zu den psychischen Faktoren, die mit diesen Meridianen assoziiert werden, gehören außer der Freude beziehungsweise der Fähigkeit, Freude und Glück zu empfinden, auch kritisches Urteilsvermögen, Euphorie und Hysterie, Liebesfähigkeit, Anpassungsfähigkeit an äußere Umstände und Intuition.

Vom rechten Umgang mit Gefühlen

Gefühle wollen gefühlt und nicht verdrängt werden. »Das ist leichter gesagt als getan«, denken Sie jetzt vielleicht und fügen womöglich noch ein Beispiel hinzu: »Wenn ich auf meinen Chef sauer bin, kann ich ihm das ja nicht einfach ins Gesicht sagen.«

Nein, das wäre auch nicht sinnvoll. Es geht nämlich nicht darum, sofort zu reagieren und es dem anderen irgendwie heimzuzahlen – oder, umgekehrt, aus dem Gefühl der Hilflosigkeit heraus etwas in sich hineinzufressen.

Machen wir uns doch einfach klar, was passiert ist. Offenbar ist es jemandem gelungen, das Leck in Ihrer Rüstung zu finden und Sie trotzdem zu treffen. Jetzt sind Sie verletzt. Das heißt, Sie haben nicht Ihre ganze Kraft zur Verfügung, um sich angemessen zur Wehr zu setzen. Also wäre es doch viel sinnvoller, den anderen außen vor zu lassen und sich erst einmal um sich selbst zu kümmern, zum Beispiel so:

- Ich stelle fest, dass ich getroffen wurde. (Das kann man als körperliche Empfindung wahrnehmen.)
- Ich atme tief durch und spüre meine Verletzung dort, wo sie sitzt.
- Ich fühle, was ich fühle, und kümmere mich so lange gut um mich selbst, bis der Schmerz der Verletzung nachlässt und ich meine ganze Kraft wieder zur Verfügung habe.
- Später kann ich mit meinem Chef sprechen, wenn ich es dann noch für nötig halte. Und wenn dieses Gespräch wirklich stattfindet, werden wir gleichwertige Partner sein.

Leider lernen wir nicht, so mit Gefühlen umzugehen. Wenn Kinder sich auf dem Schulhof streiten und ein Lehrer das mitbekommt, werden die Streithähne meistens sofort aufgefordert, »Entschuldigung« zu sagen, sich die Hand zu geben und »wieder zu vertragen«. Häufiges Resultat: Die Kinder reichen sich mehr oder weniger widerwillig die Hand, pressen ein »Tschuldigung« durch die zusammengebissenen

Zähne und hauen sich, wenn der Lehrer nicht hinschaut, erst mal so richtig eine rein oder rächen sich auf andere Weise. Besser wäre es, die Streitenden würden sich trennen, in verschiedenen Bereichen des Schulhofs hüpfen, schreien, heulen, lachen oder still in der Ecke sitzen (was immer ihnen hilft zu fühlen, was sie fühlen) und sich erst versöhnen, wenn sie auch wirklich dazu bereit sind.

Bei all dem geht es vor allem darum, die vorhandene Energie im Fluss zu halten und nicht irgendwo anzustauen. Denn je besser und gleichmäßiger unser Energiefluss ist, desto jünger wirken wir und desto leistungsfähiger und gesünder sind wir.

DIE FÜNF WICHTIGSTEN ENERGIEQUELLEN

Unser Körper verfügt über erstaunliche Selbstheilungskräfte und ist durchaus in der Lage, viele der sogenannten »Verschleißerscheinungen«, mit denen man sich »im Alter« angeblich abfinden muss, selbst zu reparieren. Der »Verschleiß« beziehungsweise das »kritische Alter«, in dem man ihm ausgesetzt ist, beginnt heutzutage offenbar immer früher – jedenfalls wenn man glaubt, was manche Ärzte ihren noch recht jungen Patienten erzählen. Für die etwas älteren gibt es eine plausiblere Erklärung: Weil die Medizin heutzutage so weit fortgeschritten ist und die Leute immer älter werden, gibt es immer mehr »Verschleiß«. Da muss dann schon mal das eine oder andere Teil ersetzt werden, ein Hüftgelenk hier, ein Kniegelenk dort – so ähnlich wie bei einem alten Auto.

Ich habe das Märchen vom Verschleiß noch nie geglaubt, denn wenn sich Knochen und Gelenke abnutzen würden oder nur bis zu einem bestimmten »Haltbarkeitsdatum« zu gebrauchen wären, müssten sich doch als Erstes unsere Hände abnutzen. Die sind schließlich praktisch pausenlos im Einsatz und müssen viel harte Arbeit leisten – und doch sind sie immer gleich lang.

Natürlich kann man nun einwenden, dass viele ältere Menschen in ihrer Beweglichkeit deutlich eingeschränkt sind. Stimmt einerseits. Andererseits kennt sicher jeder von uns Menschen, die noch im hohen Alter fit und beweglich sind – und das, obwohl sie keineswegs ständig unter ärztlicher Aufsicht stehen und sich auch nicht besonders schonen, wenn es um körperliche Arbeit geht. Mir sind übrigens auch einige sehr alte und sehr gesunde Menschen bekannt, die keineswegs ihr ganzes Leben lang fit und gesund waren. Manche waren in jungen Jahren häufig krank und hatten alle möglichen Beschwerden. Doch die haben sie irgendwann überwunden – und jetzt, im Alter, fühlen sie sich »so gesund wie noch nie in ihrem Leben«.

Wie kann das sein?

Es könnte etwas damit zu tun haben, dass diese Menschen erst im Laufe ihres Lebens (wieder) gelernt haben, sich vom Fluss des Lebens tragen zu lassen, statt gegen die Strömung zu schwimmen, dass sie trotz aller Schwierigkeiten ihren Weg gegangen sind, statt sich halbherzig von der Masse mitschleifen zu lassen und dass es ihnen letztendlich gelungen ist, ihre innere Haltung mit der äußeren in Einklang zu bringen.

Doch warum gelingt das manchen und anderen nicht?

Ob es gelingt, ist nicht zuletzt eine Frage der Energie, die man durch die Art, wie man durchs Leben geht, entweder vermehrt oder verschleudert.

Im ersten Kapitel habe ich bereits darauf hingewiesen, dass man in der traditionellen chinesischen Medizin sieben Stufen des Heilens kannte. Außer der Chirurgie (die vermutlich vor allem als »Reparaturmaßnahme« nach Unfällen oder Kampfverletzungen eingesetzt wurde) waren sie einzig und allein dazu da, die Lebens- und Selbstheilungskraft des Patienten zu stärken.

Wir werden uns in diesem Kapitel mit den ersten fünf Stufen der Heilung beschäftigen, also mit dem, was Sie selbst (auf Stufe fünf mit etwas Hilfe) zur Erhaltung und Wiederherstellung Ihrer Gesundheit und zur Stärkung Ihrer inneren Haltung tun können.

1. Meditation/Achtsamkeit

Die erste und wichtigste Stufe des Heilens ist Meditation. Wenn man nachvollziehen will, was die Chinesen ursprünglich darunter verstanden haben, muss man sich klarmachen, dass die traditionelle chinesischen Medizin auf dem Taoismus basiert, einer Naturphilosophie, die drei- bis viertausend Jahre alt ist und um das Leben im Einklang mit dem ständigen Wandel in der Natur kreist. Meditation heißt vor diesem Hintergrund vor allem, dass man sich dieses ständigen Wandels bewusst ist und die Dinge so akzeptiert, wie sie – im Moment – sind. Dass nichts so bleibt, wie es ist, sondern sich ständig wandelt, ist so gewiss, wie es Jahreszeiten gibt, Tag und Nacht, Jugend und Alter …

Vor diesem Hintergrund ist es praktisch unmöglich, etwas als gut oder schlecht, Glück oder Unglück zu bezeichnen, denn alles trägt den Keim seines Gegenteils bereits in sich und kann jederzeit umschlagen. Das kann uns trösten, wenn wir verzweifelt und traurig sind, aber es gilt natürlich auch für die Zeiten, in denen wir glücklich sind: Nichts bleibt für immer, alles wandelt sich. Die Zukunft liegt nicht in unserer

Hand. Wir wissen nicht, was morgen, übermorgen oder in ein paar Jahren sein wird. Wir haben nur das Jetzt und die Gewissheit, dass sich alles ständig verändert.

Vielleicht wenden Sie jetzt ein, dies seien ja uralte Vorstellungen, Vorstellungen von Menschen, die wirklich nicht viel Einfluss auf ihre Zukunft hatten, weil sie nicht entsprechend abgesichert waren. Wandernde Habenichtse und weise Männer, die angeblich freiwillig als Einsiedler in irgendwelchen Höhlen gelebt und sich stundenlang mit vorbeifließenden Gebirgsbächen beschäftigt haben ... Was haben die mit uns zu tun?

Wir haben die Natur doch längst bestens erforscht und uns untertan gemacht. Wir haben Häuser, Autos, Bankkonten, Versicherungen, Renten. Wir wissen, wo es langgeht. Unsere Zukunft ist sicher, denn schließlich sind wir ständig damit beschäftigt, sie zu sichern ...

Eigentlich ist klar, wo das Problem liegt, nicht wahr? Wir sind so mit allen möglichen Dingen beschäftigt, die unsere Existenz und unseren Lebensstandard sichern sollen, dass wir darüber ganz vergessen zu leben – geschweige denn, dass wir ein beschauliches Leben führen. Kontemplation (»Beschaulichkeit«, von lateinisch *contemplare* = anschauen, betrachten) ist etwas für Mönche und Nonnen – und ansonsten irgendwie aus der Mode gekommen ...

Oder doch nicht? Wenn man bedenkt, wie gut sich ein Buch verkauft, in dem ein berühmter Komiker (aus der Kirche ausgetreten) seine Pilgerreise auf dem Jakobsweg beschreibt, kommt man ins Grübeln. Vielleicht hatte das kontemplative Leben doch etwas für sich und wird gerade wieder neu entdeckt. Sogar das Klosterleben ist offenbar wieder attraktiv, und sei es nur im Urlaub oder befristet. Christine

Keller, eine Studentin, die das Angebot »Kloster auf Zeit« in Tutzing angenommen hat, schreibt auf der Internetseite *www.missions-benediktinerinnen.de*: Für mich »war es regelrecht erholsam, einfache Handarbeit in der Küche zu verrichten. Dabei hat mich vor allem beeindruckt, mit welcher Ruhe dort gearbeitet wird und trotzdem (oder gerade deshalb?) alles rechtzeitig fertig wird.«

Meditieren, Achtsamkeit üben – das muss keineswegs heißen, dass man täglich mehrmals minutenlang im Lotossitz auf einem Kissen sitzt. Es kann auch bedeuten, dass man das, was man zu tun hat – einfache Dinge oder auch komplizierte – möglichst konzentriert und in aller Ruhe tut, zum Beispiel nach dem Motto: Wenn ich den Rasen mähe, konzentriere ich mich aufs Rasenmähen und genieße den Geruch des frisch geschnittenen Grases – statt im Vorbeigehen noch die Rosen zu schneiden und in Gedanken die Einkaufsliste fürs Mittagessen zusammenzustellen.

Das Rezept ist einfach: Ich mache immer nur eine Sache gleichzeitig, bin ganz bei dem, was ich tue, und betrachte das, womit ich mich gerade beschäftige, nicht nur als nützlich, sondern gewinne ihm auch noch etwas Schönes ab. Ich mähe den Rasen also nicht nur, weil das nun mal fällig ist, sondern auch, weil ich es gern tue. Vielleicht mag ich den Grasgeruch, oder ich liebe meinen Rasenmäher (»älteres Modell, funktioniert aber immer noch bestens, freut mich jedes Mal, wenn ich den anwerfe«) …

Es kann natürlich immer vorkommen, dass zunächst alles prima ist – die Sonne scheint, der alte Rasenmäher funktioniert, das Gras riecht fein – aber plötzlich sehe ich, wie mein Nachbar auf einem nagelneuen Rasentraktor (genau das Modell, das ich im Baumarkt schon öfter bewundert habe) über sein Riesengrundstück fährt … oder es fängt an zu regnen, und ich habe erst den halben Rasen gemäht … oder ich werde unterbrochen, weil das Telefon läutet und Herr Müller-Meier-Schulze was von mir will …

Die Dinge akzeptieren, wie sie sind. Das ist eine Herausforderung, vor der wir immer stehen, nicht nur einmal pro Jahr, Woche oder Tag, sondern in jeder Sekunde unseres Lebens. Situationen wie die oben beschriebenen (und noch heftigere), in denen es schwerfällt, ja sogar fast unmöglich scheint, die Dinge zu akzeptieren, wie sie sind, gibt es oft. Doch wenn ich mich in Gelassenheit übe und nicht ständig davon ausgehe, dass es immer nur um mich geht (»Mein Nachbar ist besser dran als ich, weil er etwas hat, das *ich* nicht habe«; »Immer wenn *ich* etwas im Garten mache, spielt das Wetter nicht mit«; »Jetzt ruft mich dieser Idiot auch noch zu Hause an. *Ich* bin wirklich zu gutmütig, dass *ich* mir das gefallen lasse.«), werde ich erkennen, dass alles, was ich erlebe, nur die Bedeutung hat, die ich ihm gebe.

Das Beispiel mit dem Rasen habe ich gewählt, weil es so typisch ist für jene banalen Alltagssituationen, in denen wir uns von Kleinigkeiten aus dem Gleichgewicht bringen lassen: Es passiert nichts wirklich Weltbewegendes – null Drama, außer dem, in das wir uns selbst hineinsteigern: das Drama in unserem Kopf. Und an manchen Tagen geht eines dieser Pseudodramen nahtlos ins andere über …

Dann kann es sehr hilfreich sein, das Drama als solches zu erkennen – als Theaterstück, in dem man nicht nur den Text ändern kann, sondern auch die Rollen. Man muss nämlich keineswegs der Hauptdarsteller sein, die tragische Figur, sondern kann sich zur Abwechslung auch mal in den Zuschauerraum setzen. »Sieh an«, sagt man dann vielleicht, »so sieht das also von außen betrachtet aus.« Und dann nimmt man einen tiefen Atemzug, ist wieder ganz im Hier und Jetzt und kann vielleicht sogar über sich selbst lachen …

2. Atmung

Atem ist Leben, und zwar im wahrsten Sinne des Wortes. Denn: Wer nicht mehr atmet, lebt bald nicht mehr. Das liegt daran, dass Atemstillstand (wodurch auch immer hervorgerufen) in kürzester Zeit zu einem Mangel an Sauerstoff und einer gleichzeitigen Ansammlung von Kohlenstoffdioxid im Blut führt. Dass man als untrainierter Mensch die Luft nicht länger als ein oder zwei Minuten willentlich anhalten kann, hat also gute Gründe. Außerdem wird aus dem Obengesagten deutlich, dass beim Atmen ein ständiger Austausch stattfindet. Das Ausatmen ist genauso wichtig wie das Einatmen, das Loslassen (von Kohlendioxid) genauso wie das Aufnehmen (von Sauerstoff). Und das gilt nicht nur auf der biochemischen Ebene, sondern auch auf allen anderen. Über den Atem sind wir im ständigen Austausch mit unserer Umwelt, also mit allem, was um uns herum lebt und atmet und wovon wir ein Teil sind. Mit jedem Atemzug nehmen wir etwas davon in uns auf und geben etwas von uns ab. Wenn Geben und Nehmen im Gleichgewicht sind, ist unser Atemrhythmus ausgeglichen. Dann fühlen wir uns als Teil des Ganzen und können die Dinge nehmen, wie sie kommen, weil wir die innere Gewissheit haben, dass wir vom Atem des Lebens getragen werden wie ein Vogel im Gleitflug.

Leider ist diese Art von Ausgeglichenheit höchst selten zu beobachten, denn die meisten von uns tendieren entweder zum leichteren Einatmen oder zum leichteren Ausatmen oder haben ein grundsätzlich flaches Atemmuster. Das heißt, sie atmen weder leicht ein noch leicht aus, sondern tun sich generell eher schwer mit dem Leben.

Einatmen ist leicht

Der Typ, der leichter einatmet, nimmt viel und lässt wenig los. Er bläst sich im wahrsten Sinne des Wortes auf, indem er seine Lungenflügel aufbläht, um dann mit »von Stolz geschwellter Brust« durch die Welt zu gehen. »Schaut her«, scheint er zu sagen, »ich bin wer. Ich habe und/oder leiste etwas, worauf ich stolz sein kann. Ich werde zu Recht bewundert. Die anderen mögen schwach sein, aber ich bin stark.«

Dieser Typ weiß meist auch ganz genau, was für alle anderen gut ist, und wenn er seinem Tatendrang freien Lauf lässt, kann er durchaus einiges zum Wohl vieler beitragen. Manchmal ist er aber auch einfach nur so etwas wie ein Dampfkochtopf (ständig unter Hochdruck), denn letztlich ist seine Stärke vor allem ein Image, das auf Dauer zum Panzer, ja zum Gefängnis wird.

Erkennen Sie sich in dieser Beschreibung wieder? Oder Teile von sich? Oder sagen Sie vielleicht: »So war ich mal«, oder: »Das ist genau mein Mann«. Natürlich übertreibt diese Beschreibung ein wenig, aber wenn Sie meinen, dass sie vielleicht doch irgendwie auf Sie zutrifft, können Sie ja mal beobachten, wie Sie atmen. Oder, noch besser, wie Sie singen.

Gelingt es Ihnen beispielsweise mühelos, mit glockenheller Stimme eine Liedstrophe zu singen, ohne ein einziges Mal Luft zu holen? Dauert es ganz allgemein ziemlich lange, bis Sie so richtig »aus der Puste« sind? Haben Sie eher einen runden als einen flachen oberen Rücken (nicht zu verwechseln mit dem Rundrücken, von dem auf den Seiten 113–114 die Rede war)?

Menschen, denen das Einatmen leichter fällt als das Ausatmen, haben kein Problem damit, ihren Brustkorb zu weiten, die Lungen mit Luft zu füllen und die Atemluft dann wieder zu entlassen – passiv sozusagen, also ohne besondere Anstrengung. Und genau das sollten sie auch tun – mit der Luft und mit allem, was sie der Welt zu geben haben: die Brust weiten – das Herz öffnen – und loslassen. Zum Wohl anderer, aber vor allem zum eigenen Wohl …

Ausatmen ist leicht

Der Typ, dem das Ausatmen leichter fällt als das Einatmen, hat die Tendenz, zu bereitwillig zu viel von seiner Kraft abzugeben und sich selbst zu wenig vom Leben zu nehmen. Das könnte daher kommen, dass seine Bedürfnisse in der Kindheit häufig nicht befriedigt wurden. Jedenfalls lässt dieser Atemtyp auf eine bedürftige Grundhaltung schließen, die oft durch besondere Leistungsbereitschaft kompensiert wird. Während der Sonnenkönig-Typ auf seinem Podest steht und sich bewundern lässt, rennt dieser Typ durch die Gegend und ist zu Diensten. Immer nach dem Motto »Der gute Mensch denkt an sich selbst zuletzt« spielt er häufig nach den Regeln anderer und ist nicht nur ständig außer Atem, sondern lässt sich auch leicht aus seinem eigenen Rhythmus bringen. Das Energieniveau dieser Menschen ist nicht sehr hoch, und während die Einatemtypen leicht aufgeblasen wirken, ist es bei ihnen genau andersherum: Ihr Brustkorb wirkt eingefallen, die Schultern hängen nach vorn.

Sie sind nicht ganz sicher, ob Sie zu dem Typus gehören, der leichter ausatmet? Das können Sie mit einem einfachen Test überprüfen. Wie reagieren andere auf Ihr Nein? Werden Sie ernst genommen, wenn Sie Nein sagen? Respektiert man Ihr Nein? Oder haben Sie oft das Gefühl, dass Sie sich den Mund fusselig reden müssen um zu erklären, warum Sie etwas nicht wollen?

Wenn dem so ist, sollten Sie sich mit dem Einatmen anfreunden und mit den Pausen beim Sprechen. *Wenn Sie möchten, dass andere Ihr Nein respektieren, sollten Sie es klar aussprechen, einatmen und eine Pause machen, in der es nachklingen kann.* Dann steht das Nein buchstäblich im Raum und wird respektiert. Punkt.

Indem Sie zu erklären versuchen, warum Sie etwas nicht wollen, wischen Sie Ihr klares Nein wieder weg. Und wenn Sie erst gar nicht klar Nein sagen, sondern so etwas wie »na--hei--n« (mit viel Luft und keinem klaren Punkt am Schluss), brauchen Sie sich nicht zu wundern, dass Sie nicht ernst genommen werden. Die Krönung ist ein unklares Nein mit einem darauf folgenden Schwall von Erklärungen. So etwas hört man vor allem von überbesorgten Müttern oder Kindergärtnerinnen: »Na--hei--n, Jan und Tobias, ich möchte nicht, dass ihr in die Pfützen springt. Dann werdet ihr nämlich nass, und morgen habt ihr Schnupfen ...«

Atmen ist schwer

Der letzte Atemtyp, der, welcher weder leicht einatmet noch leicht ausatmet, tut sich ganz allgemein eher schwer mit dem Leben und kommuniziert nur wenig mit seiner Umwelt. Er wirkt häufig blass, distanziert und introvertiert und zieht sich gern in seine eigene Welt zurück. Während die beiden Typen, die wir schon kennengelernt haben, den Kontakt/die Kommunikation mit anderen Menschen dringend brauchen – der »Sonnenkönig«, weil es immer die anderen sind, die den König machen (was soll man sich aufblasen, wenn einen keiner bewundert?); der eilfertige Helfer, weil er sich nur wichtig fühlen kann, wenn er gebraucht wird – scheint dieser Typ niemanden zu brauchen. Er ist eher ein Einzelgänger. Das muss nicht unbedingt schlecht sein. Viele Einzelgänger sind in sich ruhende, selbstgenügsame Menschen, die sich weder durch Lob noch durch Kritik beeindrucken lassen, weil sie ihren eigenen Wert und ihren eigenen Weg genau kennen.

In diesem Zusammenhang geht es aber eher um den Außenseiter, der eigentlich keiner sein möchte, um den Schüchternen, der sich missverstanden und zu einem Verhalten gedrängt fühlt, das ihm eigentlich nicht entspricht, um den Menschen, der sich »irgendwie fremd«, »fehl am Platz« oder »nicht zugehörig« fühlt auf dieser Welt. In Stress- und Konfliktsituationen tendieren diese Menschen eindeutig zur Flucht oder zum Rückzug beziehungsweise zur Erstarrung. Streiten kann man mit ihnen nicht – und wenn doch, dann nur »auf der rein sachlichen Ebene«, denn das Äußern leidenschaftlicher Gefühle liegt ihnen überhaupt nicht – was ganz ihrem Atemmuster entspricht. Gefühle bedeuten innere Bewegung (das Wort *Emotion* kommt vom lateinischen

149

movere = bewegen), und die ist leichter möglich, wenn durch die Atmung entsprechend viel Raum dafür geschaffen wurde. Und um die Gefühle äußern zu können, braucht man wieder den freien Fluss des Atems, damit das, was einen innerlich bewegt, auf angemessene Weise nach außen dringen kann.

Gibt es irgendwelche Übungen oder Tipps, wie man einen Einzelgänger zum Partylöwen macht oder zu einem Menschen, der mit allen gut kann? Nein! Die gibt es nicht, und das ist auch gut so. Es hat durchaus Vorteile, wenn man sich jeglichem Gruppendruck entziehen kann und von den Launen des Zeitgeistes völlig unabhängig ist. Solche Menschen können eine große Inspiration für andere sein – vorausgesetzt, sie sind bereit, etwas von sich zu geben und zumindest so viel von außen in sich aufzunehmen, dass Kommunikation möglich wird.

3. Bewegung

Wenn in Zusammenhang mit den Stufen der Heilung von Bewegung gesprochen wird, ist weniger äußere Bewegung gemeint, als vielmehr die innere Bewegung der Lebenskraft, der Fluss der Lebensenergie. Leben ist Bewegung, und solange wir leben, sind wir in Bewegung – innerlich noch viel mehr als äußerlich. »Fluss der Lebensenergie« in sogenannten Meridianen, die es nach unserer Anatomie gar nicht gibt – das scheint dem einen oder anderen vielleicht ein bisschen exotisch. Andererseits wird niemand bezweifeln wollen, dass ein lebendiger Körper vom Atem bewegt wird, dass Blut in ihm zirkuliert, dass Informationen als Nervenimpulse durch den Körper geschickt werden, dass die Lymphe ständig Abfallstoffe und schädliche Bakterien abtransportiert, dass andauernd Zellen sterben und neue gebildet werden … Neuerdings weiß man sogar, dass das Bewusstsein permanent neu entsteht, und zwar in genau der Geschwindigkeit, in der im Gehirn neue Synapsen gebildet und bestehende aufgelöst werden. Das Verlernen scheint also mindestens ebenso wichtig wie das Lernen. Beides ist jederzeit und in jedem Alter möglich, wenn man auf allen Ebenen in Bewegung bleibt. Der Wandel ist – auch aus dieser ganz aktuellen Perspektive betrachtet – das einzig wirklich Sichere.

Wenn wir an Bewegung denken, denken wir jedoch in erster Linie an äußere Bewegung und daran, dass sie einen Zweck erfüllt beziehungsweise eine Funktion hat. Meistens bewegen wir uns (falsch), weil wir uns eben bewegen *müssen*. Wir wälzen uns morgens irgendwie aus dem Bett, sitzen dann mehr oder weniger zusammengesunken am Frühstückstisch, die Zeitung in der einen, die Kaffeetasse in der anderen Hand. Später sitzen wir im Auto und am Schreibtisch, mit gebeugtem Rücken und vielleicht mit zwischen Schulter und Ohr eingeklemmtem Telefonhörer. Noch später »entspannen« wir im Sessel vor dem Fernseher … Nein, so kann das nicht weitergehen. Ab morgen wird alles anders.

Wir melden uns im Fitnessstudio an und gehen dann auch fünfmal wöchentlich hin, weil wir schlank und durchtrainiert aussehen wollen. Wir joggen jeden Morgen durch den Park, weil es gesund sein soll. Wir treiben unseren Körper zu immer mehr Leistung an, nennen es Training und sind überzeugt, dass es uns vital und fit macht. Doch während die Muskeln immer härter werden, fühlen wir uns gar nicht unbedingt besser. Und dabei stehen die Maschinen im Fitnessstudio schon auf höchster Stufe, und beim Joggen zeigt der Blick auf die Pulsuhr, dass deutliche Fortschritte gemacht wurden. Was ist das Problem?

Das Problem besteht vor allem darin, dass die äußere Bewegung nicht im Einklang mit der inneren ist. Oder, einfacher ausgedrückt: Wir stellen die mechanisch-medizinische Betrachtung des Körpers über das, was uns der Körper selbst sagt. Gefühle und Instinkte – das, worüber sich der Körper zum Ausdruck bringt – werden einfach missachtet und weggedrückt.

Ich würde gern im Wald spazieren gehen.

»Nein, ich muss ins Fitnessstudio. Ich will endlich aussehen wie fast alle meine Freundinnen!«

Es macht mir keinen Spaß, gegen Maschinen zu kämpfen.

»Nur so erzielt man schnelle Erfolge. Das sagt der Trainer immer wieder. Also eisern bleiben!«

Machen wir es kurz: Diese Art sich zu bewegen ist so ziemlich genau das Gegenteil dessen, was die alten Chinesen unter Bewegung als Stufe des Heilens verstanden. Im Qigong und in anderen chinesischen Bewegungskünsten geht es vor allem darum, die innere Bewegung – den Fluss des Qi – mit der äußeren in Einklang zu bringen beziehungsweise durch die äußere Bewegung die innere anzuregen. Und weil das Ganze auf einer Naturphilosophie basiert, geht es auch darum, über die Bewegung in Kontakt mit der Natur zu treten beziehungsweise sich etwas von der Natur abzuschauen. Nicht umsonst sind viele der weich fließenden Bewegungsabläufe nach Tieren benannt – der wohl bekannteste ist der Fliegende Kranich. Viele Yogaübungen sind ebenfalls nach Tieren benannt: die Katze, der Hund, das Kamel, das Krokodil, der Fisch, die Kobra, die Heuschrecke und so weiter. Und auch im Yoga geht es darum, die innere Bewegung mit der äußeren in Einklang zu bringen und sich achtsam und konzentriert zu bewegen.

Es gibt mittlerweile auch viele westliche Bewegungssysteme, bei denen es sehr auf konzentrierte, bewusste Bewegung ankommt: Feldenkrais (Bewusstheit durch Bewegung), Pilates (wichtige Prinzipien: Konzentration, Atmung, Zentrierung, Entspannung, fließende Bewegung), Alexander-Technik (Grundsatz: Das Falsche lassen, damit sich das Richtige einstellen kann) und viele, viele andere. Alle diese Methoden vertragen sich gut mit der Methode Dorn, und auch die Dorn-Selbsthilfeübungen sollten mit entsprechender Achtsamkeit ausgeführt werden. Ganz allgemein gilt für achtsame, bewusste Bewegungen alles, was weiter oben unter der Überschrift »Meditation« bereits gesagt wurde. Versuchen Sie möglichst oft, mit allen Sinnen bei Ihren Bewegungen zu sein. Am einfachsten ist dies beim Spazierengehen in der Natur. Sie atmen die frische Luft, bewundern die Wolken am Himmel oder die Blätter der Bäume vor dem blauen Himmel, hören das Gezwitscher der Vögel, spüren den Wind auf der Haut, riechen den Duft der Blumen und nehmen bei all dem auch wahr, wie Ihre Füße abwechselnd den Boden berühren und wie sich die Gehbewegung durch den ganzen Körper fortsetzt. Wenn Sie merken, dass Sie anfangen, über das Abendessen nachzudenken und darüber, was Sie dafür noch einkaufen müssen, atmen Sie einfach einmal tief durch und kehren ins Hier und Jetzt zurück. Einkaufen ist später, Gehen ist jetzt.

4. Ernährung

»Eure Nahrung soll euer Heilmittel sein«, sagte Hippokrates, und Ähnliches gilt in der traditionellen chinesischen Medizin ebenso wie im Ayurveda und vielen anderen Medizinsystemen. Nahrung ist neben der Atemluft die wichtigste Energiequelle. Ich bin kein Ernährungsberater und befürworte keine bestimmte Ernährungsvorschrift. Und doch gibt es in Bezug auf Ernährung und Nahrungsaufnahme durchaus vernünftige und daher bedenkenswerte Richtlinien, zum Beispiel die folgenden:

• Die Ernährung soll ausgewogen sein und sowohl zur Lebensweise als auch zur Konstitution des betreffenden Menschen passen. Die einzig wahre Diät, die für alle gleich gut geeignet ist, gibt es nicht.

• Nahrungsmittel müssen schmecken, satt machen und bekömmlich sein.

• Es gibt Nahrungsmittel, die während des Verdauungsprozesses mehr Säuren bilden als andere. Wenn sie im Übermaß genossen werden, kann das zu einer Übersäuerung des Körpers und chronisch verhärteter Muskulatur führen. Und das ist natürlich schlecht für die Körperhaltung. Heißt das nun, dass wir Fleisch, Zucker, Kaffee, Tee, Alkohol etc. meiden müssen wie der Teufel das Weihwasser? Nein, es heißt eigentlich nur, dass wir davon wenig und von den anderen, »gesünderen« Nahrungsmitteln deutlich mehr zu uns nehmen sollen. Machen Sie es, wie es die Leute auf dem Land früher gemacht haben: Essen Sie an den sechs Wochentagen hauptsächlich das, was man gerade im Garten und auf dem Acker ernten (oder auf dem Markt kaufen) kann, und an Sonn- und Feiertagen gibt es besonders feines Fleisch und Kaffee und Kuchen und ein bisschen mehr Alkohol als sonst.

- Wenn Sie das Fleisch selbst produzieren können oder zumindest wissen, woher es stammt, umso besser. Ich finde nicht, dass die Welt ein besserer Ort wäre, wenn wir alle Vegetarier wären. Allerdings gäbe es wohl deutlich mehr Vegetarier, wenn nur die Fleisch essen würden, die es auch von Anfang an zubereiten könnten. Es gibt in der Tat traditionelle Gesellschaften, in denen nur die Fleisch essen dürfen, die das Tier auch jagen, fangen, töten und ausnehmen können.

- Essen Sie in Ruhe und lassen Sie sich alles so richtig gut schmecken. Die Freude und der Genuss beim Essen sind nicht zu unterschätzen. Wer beim Essen oder auch sonst ständig frustriert, neidisch, eifersüchtig, wütend, ängstlich oder gehetzt ist, wird auch sauer, denn solche Gefühle schlagen auf den Magen und haben einen ebenso schlechten Einfluss auf die Verdauung wie die »bösen«, Säure bildenden Nahrungsmittel.

- Achten Sie darauf, mit wem Sie essen und was dabei gesprochen wird. Viele der sogenannten Arbeitsessen sind pures Gift für den Körper – weniger weil die Speisen so schlecht verdaulich sind, als weil die Gespräche, die beim Essen geführt werden, so wenig erquicklich sind.

- Alles, was wir zu uns nehmen, ob an Speisen und Getränken oder an geistiger Nahrung, will verdaut sein. Das Problem moderner westlicher Menschen ist nicht, dass sie zu wenig Nahrung bekommen, sondern eher, dass sie zu viel konsumieren – zu viel an Essen und Trinken und zu viel an Informationen. Sich manchmal einfach zu beschränken und auf das wirklich Wesentliche zu besinnen, schadet vermutlich keinem von uns. Man muss sich nicht alles anschauen, was im Fernsehen kommt – und vor dem Fernseher essen muss man schon gar nicht.

5. Entspannung des Körpers

»Entspannung« im Sinne von ausgeschalteter Muskelaktivität gibt es nicht. Muskeln haben stets eine gewisse Grundspannung, sind also immer aktiv, auch dann, wenn der Körper äußerlich völlig unbewegt wirkt. Entspannung ist demnach nicht gleichbedeutend mit fehlender, sondern mit möglichst ökonomischer Muskelaktivität. Die ist gegeben, wenn die einzelnen Körpersegmente so zueinander stehen, dass die gesamte Wirbelsäule sanft gespannt ist wie ein funktionsfähiger Bogen. Hals und Becken können sich frei bewegen, und wenn eine Aktion erforderlich ist, kann sie erfolgen – schnell und ohne allzu großen Energieverlust. Mit anderen Worten: Der entspannte Körper muss keine Kraft aufwenden, um der Schwerkraft entgegenzuwirken. Die Muskeln sind zwar aktiv, aber nicht unnötig angespannt.

Wie sich das anfühlt, haben wir in der Regel vollkommen vergessen. Beispielsweise ist die sogenannte »Entspannungshaltung« im Fernsehsessel in Wirklichkeit höchst anstrengend für die Muskeln des Bewegungsapparats, auch wenn wir sie als bequem empfinden mögen. Hinzu kommt, dass nicht nur das Hängen im Sessel, sondern auch die Emotionen, die wir dabei haben, unsere Muskeln unter Spannung setzen. Es soll Männer geben, die nach der Übertragung eines Fußballspiels vor lauter Wadenkrämpfen nicht mehr aufstehen können, weil sie die ganze Zeit »innerlich« mitgekickt haben. Andere ärgern sich vielleicht über die Nachrichten oder krallen sich beim Krimi vor Angst am Sessel fest … All das hat mit Entspannung nichts zu tun, sondern ist nur die Fortführung dessen, was man auch tagsüber häufig macht: Verschwendung von Energie für das Verweilen im Stand-by-Modus. Wir halten eigentlich immer sehr viel mehr Energie für mögliche Tätigkeiten in Bereitschaft, als wir für das Ausführen echter Tätigkeiten brauchen. Das ist so ziemlich genau das Gegenteil dessen, was Tiere tun, beispielsweise eine Katze vor dem Mauseloch. Sie liegt lange Zeit ganz still und graziös da. Manchmal wirkt sie sogar fast schläfrig – um dann im entscheidenden Moment zuzuschlagen und sich die Maus zu schnappen. So etwas kann man als präsente Ruhe bezeichnen – das Geheimnis von Menschen, die zu außergewöhnlichen Leistungen fähig sind. Bei Menschen ist die Fähigkeit, sich in dieser Weise zu entspannen, allerdings höchst selten geworden, denn sie setzt auch eine ganz bestimmte Geisteshaltung voraus: nicht grübeln, sondern die Dinge nehmen, wie sie sind (siehe Stufe eins).

Hier befinden wir uns auf Stufe fünf, nach der nur noch das kommt, was Experten (Ärzte) für unsere Heilung tun können. Bei den alten Chinesen waren das Akupunktur (sechste Stufe) und Chirurgie (siebte Stufe). Bei uns entspräche der sechsten Stufe vielleicht der Gang zum Hausarzt und als siebte käme eine Operation, vielleicht sogar mit Einbau eines künstlichen Gelenks, auf jeden Fall aber mit Kranken-

157

hausaufenthalt. Die Methode Dorn und die Selbsthilfeübungen, die ich Ihnen ab Seite 83 vorgestellt habe, entsprechen jedenfalls dieser fünften Stufe, denn hier geht es um das Lösen von Blockaden auf der körperlichen Ebene. Dies geschieht auf einfache und sanfte Weise, wobei die Wirkung des eingesetzten Daumendrucks durchaus mit der von Akupressur verglichen werden kann.

Das »Zurechtrücken« der Wirbel und das Einrichten der Gelenke hat aber noch einen anderen Effekt: Es schafft die körperliche Voraussetzungen dafür, dass Entspannung im oben beschriebenen Sinne überhaupt erst möglich wird. Erst nachdem der Körper einmal erfahren hat, wie es sich anfühlt, »unblockiert« zu sein, kann er beginnen, diesen im wahrsten Sinne des Wortes entspannten Zustand »normal« werden zu lassen.

Zum Abschluss dieses Kapitels möchte ich noch einmal betonen, dass die Stufen des Heilens beziehungsweise die Quellen der Energie hier ihrer Bedeutung entsprechend behandelt wurden. Die Nummer eins dieses Kapitels ist auch wirklich die Nummer eins. Eine Dorn-Behandlung ist demnach Nummer fünf in der Rangfolge, und ihr langfristiger Erfolg ist davon abhängig, ob Sie als Patient auch aus den Quellen eins bis vier schöpfen. Und dabei kann Ihnen letztlich niemand helfen. Das können Sie nur selbst tun!

AUF DEM WEG ZU EINER BESSEREN HALTUNG

»Mein Rücken ist krumm. Die Beweglichkeit meiner Gelenke ist eingeschränkt. Meine Knie machen Probleme … Das kommt von der Arbeit am Computer. Das ist eine Alterserscheinung. Das habe ich seit dieser Wanderung, auf der ich mit den falschen Schuhen fünf Kilometer bergab gehen musste …«

Klagen über nicht (mehr) funktionierende Teile des Bewegungsapparats hört man ebenso oft wie Erklärungen, warum das so ist oder seit wann. Manche dieser Erklärungen hören sich an wie das, was man mittlerweile so gut wie überall lesen kann. Andere klingen, als sei sich der betroffene Mensch in dem Moment, in dem das Problem begonnen hat, seiner Körperhaltung genau bewusst gewesen. Ich glaube jedoch, dass solche Äußerungen vor allem eines beweisen: Unsere Selbstwahrnehmung ist eine Mischung aus unterschiedlichen Wahrnehmungen. Wir nehmen nicht nur den Körper selbst wahr oder die Auswirkungen einer bestimmten Körperhaltung (etwa: »Mein Knie fühlt sich anders an als sonst«), sondern auch sämtliche Gedanken und Gefühle, die wir zu unserem Körper haben. Dabei spielen aktuelle eigene Gedanken und Gefühle eine Rolle (etwa: »Diese Wanderung ist eine echte

Zumutung für mich«), aber auch die Meinungen anderer (etwa:»So etwas geht enorm auf die Knie«) sowie allgemein anerkannte»Wahrheiten« (etwa die vom unvermeidlichen Alterungsprozess oder von den Anstrengungen, denen sich ein»untrainierter« Mensch aussetzen kann oder eben nicht). Körperhaltung ist nie nur eine Sache des Körpers. Nachhaltige Veränderungen der Körperhaltung können also nur erreicht werden, wenn auch Gedanken und Gefühle einbezogen werden. Das hat auch noch einen ganz offensichtlichen Vorteil: Wenn man bestimmte Bewegungen neu einübt (weil sie frühere, schädliche Bewegungsgewohnheiten ersetzen sollen), kann man das Neue ganz bewusst mit angenehmen Gedanken, Gefühlen und Vorstellungsbildern verknüpfen, damit es später leichter abrufbar ist. Im oben dargestellten Fall ist vermutlich genau das Gegenteil passiert: Eine (falsche) Bewegung wurde mit einem unangenehmen Erlebnis in Verbindung gebracht, und nun erinnern die regelmäßig wiederkehrenden Knieschmerzen immer wieder neu an dieses Erlebnis.

Körperbild und Vorstellungsbilder

Unser Körperbild, also die Vorstellung, die wir uns von unserem eigenen Körper machen, ist in der rechten Gehirnhälfte gespeichert. Diese Gehirnhälfte (sie steuert die linke Körperseite) wird eher durch Bilder, Symbole und Gefühle aktiviert als durch Worte und Logik. Ermahnungen wie »Jetzt geh/sitz mal gerade« machen also wenig Sinn, denn solange der so Ermahnte kein positives Gefühl oder inneres Bild für »gerade« hat, wird er immer wieder in die alte Haltung zurückfallen beziehungsweise sich immer wieder selbst in die angeblich korrekte Haltung »zwingen« müssen.

Der »verschluckte Stock« ist als Leitbild unbrauchbar, denn abgesehen davon, dass er wenig mit einer realen Wirbelsäule gemeinsam hat, war dieses Bild noch nie positiv besetzt. Als Vorstellungsbilder für die Wirbelsäule eigenen sich zum Beispiel: ein Duschschlauch, eine Perlenkette, ein Bogen (siehe Seite 40), Bauklötze mit kleinen Gummibällen dazwischen (Wirbel und Bandscheiben), der Schwanz eines Drachen (Steißbein), ein Mast mit Segeln (Wirbelsäule, Schultergürtel, Schulterblätter) und so weiter. Doch bevor Sie sich jetzt zu sehr auf diese Bilder versteifen (dieses Wort sagt eigentlich alles), versuchen Sie lieber, Ihre eigenen Vorstellungsbilder zu finden. Letztlich kann nämlich nur funktionieren, was *Sie selbst* als positiv und inspirierend empfinden.

Übungen zur Körperwahrnehmung

Konzentration auf den Schwerpunkt und die Schwerlinie

Versuchen Sie, den *Schwerpunkt* Ihres Körpers zu finden. Sie können ihn sich zum Beispiel als massiven Gummiball oder als schwere Kugel aus entsprechendem Material vorstellen – aus Eisen, Kupfer, Silber oder sogar Gold, was immer Sie schöner finden. Diese Kugel liegt, wenn Sie aufrecht und mit herabhängenden Armen auf beiden Füßen stehen, in der Nähe des Nabels beziehungsweise des zweiten Lendenwirbels und verlagert sich je nach Bewegung. Wenn Sie beispielsweise die Arme heben und den Oberkörper nach rechts oder links beugen, rollt sie nach oben und zur betreffenden Seite. Je nachdem, wie weit Sie sich zur Seite, nach vorn oder nach hinten beugen, kann sie sogar aus dem Körper hinausrollen, was natürlich Auswirkungen auf die Stabilität Ihrer Haltung und auf Ihr Gleichgewicht hat. Konzentration auf den Schwerpunkt ist eine gute Möglichkeit zur Schulung der Körperwahrnehmung und zur Haltungskorrektur.

Als *Schwerlinie* bezeichnet man die Wirkungslinie der Schwerkraft, die uns mit dem Gravitationszentrum der Erde (Erdmittelpunkt) verbindet. Liegt diese Linie außerhalb der Fläche, auf der wir stehen, fallen wir um. Wenn wir aufrecht stehen mit den Füßen parallel nebeneinander, fällt sie wie ein Lot vom Scheitel durch die S-Form der Wirbelsäule zum Steißbein und von dort genau zwischen die Füße. Wenn wir auf einem Bein stehen, fällt sie in den Fuß des Standbeins. Die Fläche, auf der wir stehen, ist in diesem Fall mit dem Fuß identisch und entsprechend klein. Das heißt, wir stehen weniger sicher und müssen uns mehr konzentrieren, um nicht umzufallen.

Experimentieren Sie mit verschiedenen Körperhaltungen und konzentrieren Sie sich dabei stets auf Ihren Schwerpunkt und Ihre Schwerlinie:

- Stellen Sie die Füße im Stehen enger oder weiter auseinander.
- Gehen Sie mehr oder weniger in die Knie.
- Heben Sie die Arme und lassen Sie sie wieder sinken.
- Neigen Sie den Oberkörper nach vorn, nach hinten und zu beiden Seiten.
- Versuchen Sie auf einem Bein zu stehen – erst mit durchgedrücktem, dann mit leicht gebeugtem Knie am Standbein. Was geht leichter?

- Fixieren Sie beim Stehen auf einem Bein einen Punkt an der Wand.
- Schließen Sie die Augen, während Sie auf einem Bein stehen.
- Was geht leichter?
- Wie verlagert sich Ihr Schwerpunkt, wenn Sie sich bewegen?
- Welche anderen Veränderungen nehmen Sie wahr?
- Ändert sich etwas an Ihrer Atmung?
- In welcher Haltung spannen Sie die Muskeln mehr an, in welcher weniger?
- Schreiben Sie auf, was Sie beobachtet haben.

Konzentration auf die Gehbewegung
Gehen ist eine sehr komplexe Bewegung, die aus vielen verschiedenen Einzelbewegungen besteht:
- Stehen auf beiden Füßen.
- Anheben des einen Beins (zum Beispiel des rechten). Dabei werden die Beingelenke angewinkelt, und auf der linken Körperseite hebt sich der Arm.
- Verlagerung des Schwerpunkts nach vorn, also vor die frühere Standfläche, und Aufstellen des rechten Fußes. Dabei wird das linke Bein gestreckt und der linke Fuß löst sich vom Boden, während sich der rechte Arm hebt.
- Dann löst sich der linke Fuß ganz vom Boden. Die Beingelenke werden angewinkelt. Der Schwerpunkt verlagert sich nach vorn, der rechte Arm geht mit dem linken Bein nach vorn.
- Der linke Fuß wird aufgestellt und so weiter.

Wie Sie sicher gemerkt haben, ist Gehen eigentlich eine Folge von verhinderten Stürzen, denn würde der Körper (das zentrale Nervensystem, die Wirbelsäule, die Gelenke, die Muskeln etc.) die zeitweilige Verlagerung des Schwerpunkts nicht dauernd ausgleichen, lägen wir ständig auf der Nase.

Versuchen Sie Ihre eigene Gehbewegung zu erforschen. Fällt Ihnen etwas auf?

Sie können diese Übung abwandeln, indem Sie das Heben des Fußes mit dem Einatmen und das Wiederabsetzen mit dem Ausatmen verbinden. Das gleichzeitige Konzentrieren auf Bewegung und Atmung sollte jedoch keinesfalls in Stress ausarten. Der Atem fließt auch, ohne dass Sie sich darauf konzentrieren. Achten Sie einfach nur darauf, dass Sie das Atmen vor lauter Konzentration auf die Bewegung nicht ganz vergessen.

Motiviertes Gehen

Gehen ist eine automatische Bewegung, bei der wir uns eben nicht auf jede Teilbewegung konzentrieren müssen, wie wir es in der letzten Übung ausprobiert haben. Und würden wir im Alltag tun, was wir da ausprobiert haben, würden wir sicher auffallen und für ein wenig »seltsam« gehalten werden.

Nun geht es um das Erforschen eines anderen Phänomens. Vielleicht ist Ihnen in einer Menschenmenge schon einmal jemand aufgefallen, der/die sich allein durch seinen/ihren Gang von den anderen abgehoben hat. Nicht weil sich diese Person im Storchengang bewegt oder ein Bein nachgezogen hätte. Nein, sie hat sich ganz »normal« und selbstverständlich bewegt, aber im Vergleich zu allen anderen doch ganz anders. Das liegt in der Regel daran, dass die meisten Menschen einfach so herumlaufen und in Gedanken ganz woanders sind, während diejenigen, die man bemerkt, motiviert gehen.

Motiviert bedeutet in diesem Zusammenhang vor allem, dass man sich des Raums bewusst ist, in dem man sich bewegt, und natürlich auch der Menschen, die sich ebenfalls in diesem Raum bewegen. Jemand, der motiviert geht, findet zum Beispiel ganz sicher seinen Weg durch eine Menge, denn er weiß, wo er hin will. Er rennt auch nicht einfach drauflos, sondern sucht sich Bezugspunkt auf seinem Weg. Er hat nicht nur sein Ziel im Auge, sondern auch einzelne Menschen, an denen er vorbeigeht. Eine Menschenmenge ist nie wirklich anonym. Sie besteht aus einzelnen Menschen, und wer Kontakt zu einzelnen von diesen Menschen herstellt, während er sich durch die Menge bewegt, hat es leichter. Nicht nur erreicht er sein Ziel schneller, auch der Weg dahin macht mehr Spaß und frisst weniger Energie.

Probieren Sie es aus, wenn Sie das nächste Mal in einem Einkaufszentrum sind.

Wie weit kann ich mich drehen?
Setzen Sie sich so auf einen Stuhl, dass Ihre Wirbelsäule mühelos aufrecht bleibt.

Das heißt: Sie sitzen so, dass Sie Ihre Sitzbeine spüren, und stellen die Füße mit der ganzen Fußsohle auf den Boden. Die Knie bilden einen Winkel von 90 Grad oder etwas weniger. Die Hände liegen locker auf den Oberschenkeln, Kinn und Hals bilden einen Winkel von 90 Grad oder etwas weniger, die Augen schauen geradeaus.

- Schauen Sie zunächst nur mit den Augen so weit nach rechts, wie es geht, und merken sich einen Punkt an der Wand, den Sie gerade noch sehen können.
- Anschließend drehen Sie den Kopf so weit nach rechts, wie es geht, und merken sich einen Punkt an der Wand.
- Dann drehen Sie Kopf und Oberkörper so weit nach rechts, wie es geht, und merken sich einen Punkt an der Wand.
- Machen Sie das Gleiche noch einmal, jetzt jedoch mit fest angespannten Bauchmuskeln und angehaltenem Atem. Wie weit kommen Sie jetzt? Merken Sie sich den Punkt an der Wand.
- Dann machen Sie das Gleiche noch einmal, lassen die Bauchmuskeln aber locker und atmen aus, während Sie sich drehen.
- Und schließlich wiederholen Sie die Übung noch einmal, jetzt aber so: Ziehen Sie den Nabel mit dem Einatmen Richtung Wirbelsäule, halten Sie die Spannung in Ihrem Zentrum und drehen Sie sich mit dem Ausatmen. Wie weit kommen Sie jetzt?
- Machen Sie den gesamten Übungsablauf auch zur linken Seite.

Diese Übung schärft die Wahrnehmung für den eigenen Körper und soll Ihnen vor allem eins verdeutlichen: wie Sie alltägliche Bewegungen leichter und müheloser machen können. Hier geht es nicht darum, Rekorde aufzustellen, sondern nur darum, den eigenen Gewohnheiten auf die Schliche zu kommen und die eigenen Möglichkeiten zu nutzen und eventuell zu verbessern.

Eine typische Bewegung

Erinnern Sie sich an die Serie *Was bin ich?* mit Robert Lembke. Da ging es darum, die Berufe der Gäste zu erraten, und die mussten zunächst eine »typische Handbewegung« machen.

- Welche Bewegung oder welche Körperhaltung würden Sie als »typisch« für sich bezeichnen?
- Wenn Ihnen zunächst nichts einfällt, fragen Sie doch einfach mal Ihren Mann, Ihre Frau, Ihre Kinder, Ihren Freund, Ihre Freundin. Menschen, die jeden Tag mit Ihnen zu tun haben, wissen wahrscheinlich auf Anhieb, welche Bewegung oder Körperhaltung »typisch« für Sie ist.
- Machen Sie diese Bewegung mehrmals hintereinander, zunächst im »typischen« Tempo, dann immer langsamer – bis Sie Ihnen ganz und gar bewusst geworden ist. Wenn es eine Körperhaltung ist, nehmen Sie diese längere Zeit ganz bewusst ein.
- Können Sie diese Haltung längere Zeit einnehmen oder diese Bewegung mehrmals hintereinander machen?
- Können Sie die Bewegung langsam und konzentriert machen?
- Ist es eine einseitige Haltung/Bewegung – eher rechts oder eher links?
- Wie fühlen Sie sich, wenn Sie diese Bewegung machen/ diese Haltung einnehmen?
- Was denken Sie dabei?
- Finden Sie möglichst viel über Ihre »typische« Bewegung/Haltung heraus und schreiben Sie Ihre Entdeckungen auf.

Heute bin ich mal ... – Das Spiel mit Bewegungen und Körperhaltungen

Mit etwas Übung kann man in Körpern lesen wie in einem Buch. Das haben wir hier schon mehrfach erfahren und es war auch Thema meines letzten Buches (*Die ganzheitliche Methode Dorn*). Wie wäre es nun, wenn Sie einen Teil dieses Buches ganz bewusst umschreiben würden? Nicht ein für alle Mal, sondern nur für ein paar Stunden oder einen Tag – als Spiel. Die Regeln sind ganz einfach:

1. Suchen Sie sich ein bestimmtes Haltungs- oder Bewegungsthema aus, das Sie gern erforschen würden, zum Beispiel:

   • Wie wäre es, Linkshänder zu sein (wenn Sie Rechtshänder sind)?
   • Wie wäre es, sich in Zeitlupe zu bewegen, langsam und dann sogar noch langsamer?
   • Wie wäre es, sich mit geschlossenen oder verbundenen Augen durch die eigene Wohnung zu bewegen?
   • Wie wäre es, nach jeweils zehn Minuten Sitzen am Schreibtisch eine Steh- oder Gehpause von mindestens zwei Minuten einzulegen?
   • Wie wäre es, sich einen ganzen Tag im Freien zu bewegen (wandern, Fahrrad fahren, bei der Weinlese helfen, bei der Heuernte helfen, auf der Alm Kühe hüten ...)? Das ist eine gute Freizeitbeschäftigung für Stubenhocker.

2. Legen Sie eine bestimmte Zeit für die Erforschung Ihres Themas fest – einen Tag, eine Stunde, eine halbe Stunde oder auch nur zehn Minuten, je nach Aufgabe – und schreiben Sie anschließend auf, was Sie erlebt haben.

Die Übung soll Ihnen bewusst machen, dass es nicht ganz leicht ist, gewohnte Bewegungsmuster zu verändern – und doch ist es möglich. Bester Beweis: Wenn Sie sich beispielsweise den rechten Arm brechen, müssen Sie auch eine Zeit lang zum Linkshänder werden. Da wäre es doch gut, wenn man vorher schon geübt hätte.

Eine Variante dieser Übung besteht darin, dass Sie versuchen, eine bestimmte Figur zu verkörpern, ähnlich wie Kinder das manchmal machen, zum Beispiel:
Heute bin ich mal Cowboy.
Versuchen Sie zunächst durch Beobachten herauszufinden, welche Bewegungen/Körperhaltungen für einen Cowboy typisch sind: der etwas o-beinige Gang, das vorgeschobene Becken, Hände in der Hüfte oder etwas tiefer ...
Und dann ahmen Sie diese Bewegungen nach. Sollte es Ihnen zunächst nicht gelingen, allein mit Hilfe Ihrer Fantasie zum Cowboy zu werden, nehmen Sie ein Requisit zur Hilfe, in diesem Fall zum Beispiel einen breiten Gürtel, der so schwer auf der Hüfte sitzt, dass Sie ihn gar nicht ignorieren können.
Der Cowboy – ganz Hüfte und Becken – ist die typische Gegenfigur zum Schreibtischtäter, der den lieben langen Tag vor dem Computer sitzt und seine Beine kaum noch zum Gehen benutzt, vom wiegenden Gang mit leichtem Hüftschwung ganz zu schweigen.

Kann ich über mich selbst lachen? –
Das Spiel mit der eigenen Wichtigkeit

»Was? Cowboy soll ich spielen? Also wirklich, für solche Kindereien habe ich keine Zeit. Ich bin CEO. Sagt Ihnen das was? *Chief Executive Officer*, zu deutsch: Geschäftsführer! Effizienz ist mein oberstes Prinzip. Und der Erfolg gibt mir auch recht ...«

In Zusammenhang mit dem Gefühl Freude war schon die Rede davon: Wir halten uns für viel zu wichtig, um uns einfach mal ein bisschen Spaß mit uns selbst zu erlauben. Humor, Freude, Unbeschwertheit – alles nichts für uns, denn wir sind wichtig. Wir leisten etwas. Wir sind unentbehrlich. Ohne uns würde alles zusammenbrechen. Das Dumme ist nur: Es bricht auch *mit* uns zusammen.

»Chef, hast du jemals erlebt, dass etwas so bildschön zusammenkracht?«, fragt Alexis Sorbas in der letzten Szene des berühmten Films. Kurz davor ist die ganze Förderanlage, die er mit dem Geld des »Chefs« gebaut hat, zusammengebrochen – und das ganze Dorf war dabei, sogar die Popen, die dem Werk den Segen Gottes geben sollten. Wie peinlich! Und wie schlimm. Die ganze Arbeit umsonst, das ganze Geld weg. Doch als Sorbas seine Frage stellt, lachen sie schon wieder, er und der »Chef«, und tanzen – zusammen. Die Freundschaft ist gerettet. Das Leben geht weiter.

Scheitern ist eigentlich das Wichtigste, was es im Leben zu lernen gibt. Wenn wir uns nicht ganz so wichtig nehmen und auch mal zugeben können, dass *wir* etwas falsch gemacht haben, statt auf die Umstände zu schimpfen oder andere zu beschuldigen, können wir Fehler in Zukunft besser vermeiden. Das ist der Sinn des Scheiterns – und noch etwas: In den Momenten, in denen wir scheitern, bricht unsere Wichtig-Wichtig-Fassade zusammen und wir sind einfach nur Mensch.

Das Leben gibt uns normalerweise ganz viele kleine Gelegenheiten, dies zu üben: der Bus, der uns morgens vor der Nase wegfährt; das Auto, das mitten im Berufsverkehr den Geist aufgibt; die Brieftasche, die uns geklaut wird; der Heiratsantrag, der abgelehnt wird …

All das können wir mehr oder weniger als persönlichen Affront auffassen oder gar als Zeichen dafür, dass wir sowieso »immer Pech« haben. Oder wir atmen tief durch, sehen uns selbst und die Situation mit einem freundlich mitfühlenden Lächeln, genießen die Unwucht im Hamsterrad des Lebens und bleiben offen für das Unerwartete, das in solchen Fällen garantiert kommt: eine nette Begegnung an der Bushaltestelle; ein freundlicher Helfer, der das Auto abschleppt; ein ehrlicher Finder, eine neue Freundin …

Das Leben meint es immer gut mit denen, die einfach nur Mensch sind und sich von seinem Fluss tragen lassen.

Rutsch mir den Buckel runter

Gehen Sie immer ein wenig gebeugt und mit hängenden Schultern durchs Leben, weil Sie so viel tragen müssen? Außer Ihren eigenen Problemen auch noch die Probleme anderer? Ständig will jemand was von Ihnen …

Sagen Sie doch einfach mal: »Rutsch mir den Buckel runter.« Sie brauchen das gar nicht laut und zu irgendjemandem zu sagen. Sagen Sie es einfach nur leise vor sich hin, aber verbinden Sie diesen Satz mit der entsprechenden Körperhaltung: Sie richten sich auf, heben den Kopf und nehmen die Schultern zurück, sodass die Schulterblätter enger zusammenrücken und in der Mitte eine Art »Rutschbahn« entsteht. Da kann dann runterrutschen, was Ihnen vorher im Nacken gesessen hat. Dort sitzt es sich nämlich nicht mehr so bequem, wenn der Mensch nicht mehr buckelt.

Vergeben und vergessen

In der Körperhaltung spiegelt sich die Haltung dem Leben gegenüber. Die entscheidende Frage, die wir uns am Ende dieses Buches zum wiederholten Mal stellen müssen, lautet also: Können wir das Leben mit all seinen Freuden und Katastrophen nehmen wie es ist? Die Antwort darauf geben Sie sich jeden Tag mehrfach selbst, denn Sie allein entscheiden in jeder Situation neu, ob Sie sich als ohnmächtiges Opfer der Umstände fühlen oder aber glauben, dass es Niederlagen für Sie überhaupt nicht geben kann oder darf.

Das Problem liegt in beiden Fällen darin, dass Sie sich im Recht glauben. Entweder äußert sich das so:»Ich bin ja so lieb und nett, aber die anderen schätzen meine Arbeit nicht / sind überhaupt nicht dankbar / nutzen mich aus / ziehen mir nur das Geld aus der Tasche ...« Oder aber so:»Das wäre ja noch schöner. Mit Geld lässt sich alles regeln. Vitamin B, Sie wissen schon. Für mich gelten andere Regeln ...«

Nichts drückt uns mehr nieder als ständiger Ärger über Menschen und Umstände und das gleichzeitige Gefühl, sowieso nichts daran ändern zu können. Nichts macht uns härter als die Überzeugung, alles kontrollieren und beeinflussen zu können.

Die damit verbundenen Gefühle sind Scham (ich bin selbst schuld, dass mir Unrecht geschieht) und Schuld (ich bin schuld; aber daran, dass ich so geworden bin, sind andere schuld). Schuld und Scham können wir am besten dadurch überwinden, dass wir vergeben – anderen, aber vor allem uns selbst.

Ja, aber –
Wie kann ich jemandem vergeben, der mich so beleidigt hat?
Der pfeift doch auf meine Vergebung.
Merken Sie, wohin solche Gedanken führen? Der nächste Satz könnte zum Beispiel lauten: *Ich bin viel zu unbedeutend, als dass es jemanden interessieren könnte, ob ich ihm vergebe.*

Und damit sollte eins klar sein: Sie vergeben nicht, damit der Übeltäter reumütig anerkennt, wie edel Sie sind und wie scheußlich er sich verhalten hat. Darauf können Sie nämlich unter Umständen lange warten.

Sie vergeben einzig und allein, um sich aus der Opferrolle zu befreien, indem Sie sagen: *Ich löse mich von dem, was in der Vergangenheit passiert ist, und werfe die damit verbundene Last ab. So bin ich frei für Neues und kein Opfer mehr.*

Vielleicht probieren Sie einfach mal aus, wie es sich auf Ihre Körperhaltung auswirkt, wenn Sie tief einatmen, diesen Satz sagen und dann ein Lächeln folgen lassen – oder sogar ein Lachen. Lachen (das genaue Gegenteil einer sorgenvollen Mine) ist übrigens ein sehr gutes Mittel, um die Opferrolle in Zukunft ganz zu vermeiden.

Da lache ich doch

In diesem Zusammenhang möchte ich Ihnen eine Geschichte erzählen, die ich selbst von jemandem gehört habe. Eigentlich ist es gar keine Geschichte, sondern ein »Rezept« gegen »magische« Angriffe:

Irgendwo auf der Autobahnraststätte kommt ein Unbekannter auf einen anderen Unbekannten zu, zeigt mit dem Finger auf ihn oder sie und sagt:»Sie haben noch zwei Jahre zu leben.«Wenn der so Angegriffene (bisher ein kerngesunder Mensch) sich das »reinzieht«, ist die Wahrscheinlichkeit hoch, dass sich der »Fluch« erfüllt. Das wird normalerweise jedoch nicht passieren, weil die meisten Menschen auf so etwas ganz anders reagieren, nämlich indem sie laut lachen, sich an die Stirn tippen und sagen:»Hat der sie noch alle?« Oder:»Da lache ich doch …«

Schön wäre es, wenn wir so auch auf die vielen, vielen anderen »Weisheiten« und»Prophezeiungen« reagieren könnten, mit denen wir tagtäglich bombardiert werden. Das Beste habe ich kürzlich in einer Fernsehzeitschrift gelesen. Da stand unter der Überschrift *Alles, was SIE über IHN wissen muss*:»Die Natur hat den Mann eigentlich nur auf 25 Lebensjahre angelegt« (*Bild + Funk*, München, 12/2009, Seite 9).

Eigentlich?! Gott sei Dank kann die Natur nicht lesen und lernt trotzdem immer dazu.

Literatur

Albrecht, Karin: *Körperhaltung. Haltungskorrektur und Stabilität in Training und Alltag*, Karl F. Haug, Stuttgart 2003

Batmanghelidj, Faridun: *Sie sind nicht krank, Sie sind durstig*, VAK, Kirchzarten 2003

Church, Dawson: *Die neue Medizin des Bewusstseins. Wie Sie mit Gedanken und Gefühlen Ihre Gene positiv beeinflussen können*, VAK, Kirchzarten 2008

Dorn, Dieter: *Die ganzheitliche Methode Dorn*, Integral, München 2007

Ebstein, Erich (Hg.): *Hippokrates. Grundsätze seiner Schriftensammlung*, Insel, Leipzig 1914

Eckert, Achim: *Das heilende Tao. Die Lehre der fünf Elemente*, Müller & Steinicke, München 2004

Eckert, Achim: *Das Tao der Akupressur und Akupunktur*, Karl F. Haug, Stuttgart 2005

Feldenkrais, Mosché: *Bewusstheit durch Bewegung*, Suhrkamp, Frankfurt 1996

Franklin, Eric N.: *Befreite Körper. Das Handbuch zur imaginativen Bewegungspädagogik*, VAK, Kirchzarten 2006

Hanna, Thomas: *Beweglich sein – ein Leben lang. Die heilsame Wirkung körperlicher Bewusstheit*, Kösel, München 1997

Kapferer, Richard: *Hippokrates – Sämtliche Werke in 3 Bänden*, Anger, Freilassing 1994 (Reprint)

Kazantzakis, Nikos: *Alexis Sorbas*, Piper, München 2007 (als DVD: 20th Century Fox Home Entertainment, 2005)

Klein, Stefan: *Da Vincis Vermächtnis oder Wie Leonardo die Welt neu erfand*, S. Fischer, Frankfurt 2008

Lown, Bernhard: *Die verlorene Kunst des Heilens*, Suhrkamp, Frankfurt 2004

Adressen

Informationen über Kurse und Übungstage mit Dieter Dorn finden Sie im Internet unter:
www.schulungs-haus-dorn-gross.de
Weitere Informationen über Kurse und Übungstage, aber auch über von Dieter Dorn ausgebildete Anwender, bekommen Sie bei

Dieter Dorn
Illerstraße 13
D-87763 Lautrach
Tel: 00 49 (0) 83 94-2 15

Günther Groß
Singenberg 34
D-88279 Amtzell
Tel: 00 49 (0) 75 20-92 31 95
Fax: 00 49 (0) 7520-92 32 24

Fitnessstudio Body-Fit
Robert Maier
Unterer Markt 46
D-87634 Obergünzburg
Tel: 00 49 (0) 83 72-76 82
E-Mail: bodyfit@ccfree.de